Lovende woorden voor

REIKEN NAAR DE MAAN

Teder, toegankelijk en geschreven recht naar het hart van jonge meisjes, introduceert dit boek onze dochters in de magie en het mysterie van vrouw-zijn én tegelijkertijd legt het de basis voor een gezonde, levenslange relatie met hun cyclus door het aangeven van biologische feiten en praktische informatie. Verplichte lectuur voor al onze dochters!

**Melia Keeton-Digby, auteur van *The Heroines Club*,
oprichtster van The Mother-Daughter Nest**

Een prachtig, inzichtelijk boek dat ieder meisje aan haar hart zou moeten drukken. Ik beveel het alle moeders met dochters in hun overgang naar vrouw-zijn aan. Het is het grootste levensbevestigende geschenk dat je ooit kan bieden, een overgangsritueel.

Wendy Cook, stichtster Mighty Girl Art

Een boodschap van verwondering, bekrachtiging, magie en schoonheid in de gedeelde geheimen van onze vrouwelijkheid. . . geschreven om meisjes aan te moedigen hun overgang naar vrouw-zijn te omarmen op een begrijpelijke, steunende en liefdevolle manier.

The Loving Parent.com

De menstruatie is een mooi en krachtig overgangsritueel dat een uitroepteken zou moeten toevoegen aan de identiteit van een meisje. Reiken naar de Maan is een boek dat daarin slaagt. . . een boek dat moeders en dochters kunnen delen en eer betoont aan wat het betekent om een krachtig en creatief meisje te zijn dat openbloeit tot een creatieve jonge vrouw. Dit boek is gevuld met begrijpelijke pareltjes van wijsheid die meisjes verheffen en eren en de menarche erkennen als een speciale tijd in haar leven. Ik ben Lucy Pearce dankbaar voor het schrijven van dit prachtige, zachte, wijze en bevestigende boek, een schat van een boek dat ik zelf aan mijn dochters schonk om hun creatieve potentieel te vieren.

Becky Jaine, moeder, schrijfster en vreugde- en creativi-teitsactiviste op Joyfuel.org

Lucy, wat jij doet bewijst vrouwen een grote dienst. Bedankt om dit bewustzijn mee te helpen groeien, Ik zie in de toekomst Rode Tenten vaste grond krijgen en vaste waarde worden omdat we samen een wereld zullen scheppen waar vrouwen zichzelf eren. Voor onze dochters en hun moeders, dank u.

**ALisa Starkweather,
stichtster Red Tent Temple movement**

Wat een boeiend en prachtig geschreven boekje! Het bevat informatie die elk meisje bij het begin van haar vruchtbare periode zou moeten krijgen. Voor Lucy H. Pearce zijn er geen taboes. Ze schrijft in een eerlijke en heldere taal over de fysieke en emotionele aspecten van de menarche, menstruatie en de vrouwelijke cyclus. Als voorvechtster in het bespreekbaar maken van de menarche is Pearce voor mij een pionier in het begrijpbaar maken van wat het betekent om vrouw te worden, zodat (kleine) meisjes zullen uitkijken naar het grote moment waarop ze voor het eerst menstrueren.

Dit is aanbevolen literatuur voor alle vrouwen en zeker voor al wie nooit de kans heeft gehad zich te verdiepen in de prachtige manier waarop vrouwen door hun cyclus verbonden zijn met het oerritme van de natuur. In deze snelle en drukke maatschappij zijn vrouwen het zo gewoon om hun mannetje te staan dat ze vergeten hoe het is om volgens de kringloop van het vrouw-zijn te leven.

Pearce vraagt aandacht voor het herintroduceren van rituelen en gebruiken die in deze moderne tijd doorgaans terzijde worden geschoven. Zo benadrukt ze dat het een eer is om een vrouw te mogen zijn, in al haar waardigheden.

Leen Steyaert, eerste Vlaamse menopauzeconsulente, therapeute, nutritioniste, blogster en docent; Auteur van de bestsellers *Stralend door de menopauze* en *Leef en eet volgens je oerritme.*

Wat een prachtboek! De frisse, tedere manier waarop jonge meisjes worden aangesproken is goud waard. De wijsheid is authentiek, en ook helend voor de jonge meisjes in volwassen vrouwen. Geen beter geschenk om te geven aan meisjes in jouw omgeving die op de drempel van hun maantijd staan om zo samen een start te maken om hun vrouwelijke cyclus te eren en te vieren.

Heidi Lambrechts, Advanced MoonMother,

www.livingsessions.be

REIKEN

naar de

MAAN

Oorspronkelijke titel: Reaching for the Moon
© Lucy H. Pearce 2013, 2015
Eerste druk 2013
Tweede druk 2015
Nederlandse vertaling: Laura Maernhoudt

Omslag Kunst © Lucy H. Pearce
Omslagontwerp door Lucent Word www.lucentword.com
Uitgebreide citaten gebruikt met de uitdrukkelijke toestemming van hun auteurs.

De auteur van dit boek is geen opgeleide gezondheidsprofessional. De informatie verstrekt in dit boek kan dus niet opgenomen worden als persoonlijk medisch advies of contraceptief advies of instructie. De informatie in dit boek is niet bedoeld als alternatief voor een medische behandeling en mag ook niet voor diagnose worden gebruikt. Geen enkele actie zou moeten ondernomen worden uitsluitend op basis van de inhoud van de tekst in dit boek. De lezer wordt geadviseerd een geschikte gezondheidsdeskundige te consulteren in verband met gelijk welk aspect dan ook van hun gezondheid en welzijn.

Tweede editie uitgegeven door Womancraft Publishing 2015
Nederlandse editie uitgegeven door Womancraft Publishing 2016
www.womancraftpublishing.com

ISBN 978-1910559-284 (Dutch edition paperback)
ISBN 978-1910559-291 (Dutch edition ebook)

REIKEN
naar de
MAAN

ooo

Lucy H. Pearce

Nederlandse vertaling: Laura Maernhoudt

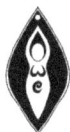

WOMANCRAFT PUBLISHING

Andere boeken door dezelfde auteur

Moon Time: harness the ever-changing energy of your menstrual cycle

The Rainbow Way: cultivating creativity in the midst of motherhood

Moods of Motherhood: the inner journey of mothering

Burning Woman: an initiation to feminine power

Bijdrage Bloemlezing

Earth Pathways Diary 2011–16

Musing on Mothering mothersmilkbooks.com (2012)

Tiny Buddha's Guide to Loving Yourself Hay House (2013)

Roots: Where Food Comes From and Where It Takes Us: A Blogher Anthology (2013)

If Women Rose Rooted, Sharon Blackie (2016)

She Rises: Vol. 2 Mago Books (2016)

Ook verschenen bij Womancraft Publishing

The Heart of the Labyrinth – Nicole Schwab

Moods of Motherhood: the inner journey of mothering – Lucy H. Pearce

Moon Time: harness the ever-changing energy of your menstrual cycle – Lucy H. Pearce

The Other Side of the River – Eila Kundrie Carrico

The Heroines Club – Melia Keeton-Digby

Burning Woman – Lucy H. Pearce

Liberating Motherhood – Vanessa Olorenshaw

Moon Dreams 2017 Diary – Starr Meneely

Voor al onze kostbare dochters,
dat jullie je geliefd mogen weten,
meer nog dan jullie je voor kunnen stellen.

OOO

Met haar eerste bloeding ontmoet een vrouw
haar kracht.
Tijdens haar bloedingsjaren oefent ze deze.
In haar menopauze wordt ze het.
Traditioneel Native American gezegde

INHOUD

INTRODUCTIE

Liefste meid,

Dit boek is voor jou geschreven, nu je naar de maan reikt en begint te veranderen van meisje naar vrouw.

Het bevat de woorden die oudere vrouwen, die van jullie houden, willen delen met jou. Woorden alleen voor meisjes bestemd.

In andere culturen en andere tijden werden meisjes, die het moment van vrouw-zijn binnentraden, verwelkomd door hun stam. Ze werden ingewijd in de geheimen van vrouw-zijn. Ze werden getest op hun kracht en moed. Ze werden gezegend en gevierd.

Dit boek is ons startpunt. Een manier om jouw overgang te vieren en onze vrouwengeheimen met jou te delen. Ik hoop dat je in de mensen waar je van houdt en die je vertrouwt een kring van mensen mag vinden om mee te vieren. Zowel de meisjes als de vrouwen, de jongens als de mannen. En ik hoop dat je hier ondersteuning van mag ontvangen bij je groei en ontwikkelingen.

Elk meisje dat dit leest zal een ander niveau van kennis en begrip hebben. Ieder meisje zal in een ander stadium zijn wanneer ze dit boekje leest. Dat is precies zoals het hoort te zijn. Het kan zijn dat je ondertussen al heel wat weet van wat er in dit boekje staat geschreven. Evengoed kan het zo zijn dat dit compleet nieuw voor jou is en wil je het op dit moment in de eerste plaats nog niet horen. Dat is allemaal goed. Neem eruit wat nu goed voelt voor jou. Denk erover na. En naarmate je meer verandert of er meer vragen naar boven komen, kun je altijd terugkeren naar dit boekje en de vrouwen die je kent.

Denk eraan, wij herinneren ons hoe het is: de onzekerheid over je veranderende lijf, veranderende emoties tegenover je ouders; de druk om te beslissen wie je wilt zijn en wat je wilt gaan doen, de nieuwe gevoelens van intense liefde en passie, verschuivende vriendschappen en erbij willen horen. We herinneren ons zo goed hoe onze lichamen voor onze ogen veranderden en hoe de mensen rondom ons hierop reageerden. En we herinneren ons onze eerste bloeding.

Verrassing. Opwinding. Shock. Opluchting. Verdriet. Verwarring. Voor sommigen van ons kwam het vroeg, voor anderen laat en een paar kregen het nooit. Onze lichamelijke veranderingen hebben hun eigen timing. Ze vertellen ons de geheimen die we anders nooit zouden kennen.

We herinneren het ons, ook al lijkt het soms niet

zo. Soms vinden we de juiste woorden niet of vinden we het juiste moment niet om alle dingen te zeggen die we met je willen delen. Het is soms moeilijk om te weten wanneer je er het best over begint.

Ik schreef dit boek voor mijn eigen dochters en de dochters van vrienden, om de woorden die we soms zo moeilijk vinden in het dagelijkse leven, te delen.

Wat ik wil zeggen is dit:

Jouw lijf, mijn lijf. Onze lichamen zijn ongelooflijk, maar het wordt ons niet altijd verteld.

Doorheen de geschiedenis, zelfs in de heilige boeken, werd vrouwen verteld dat er iets fout was met hen omwille van hun vrouwenlichamen. Velen van ons hebben geleerd zich te schamen voor hun lichaam en de natuurlijke functies ervan. We hebben geworsteld om erover te praten. We hadden de woorden niet.

Velen van mijn generatie, en onze moeders en grootmoeders ervoor, vonden ons veranderende lichaam raar en schaamtelijk. Onze vrouwelijke cyclus was dikwijls een last.

We werden niet aangemoedigd erover te praten of onze vrouwenlichamen en hun mysteries te respecteren. Om eerlijk te zijn is vrouw-zijn tot nu toe redelijk zwaar geweest.

Misschien weet je dit of kan je je er iets bij voorstellen, maar dat was ons verhaal. De toekomst is die van jou.

We willen met jullie delen hoe magnifiek het kan zijn om een vrouw te zijn, hoe magisch onze lichamen werkelijk zijn. Maar om dat te kunnen doen, hebben we woorden nodig. Woorden om onze verhalen, onze gevoelens en ideeën te kunnen delen. Ik hou van woorden. Elk woord heeft zijn eigen gevoel en klank als je het hardop uitspreekt of stilletjes in je hoofd. Elk woord laat je lichaam anders voelen. Ze kunnen je trots maken of ze kunnen je 'yèk' laten voelen. Wat 'daar beneden' betreft zijn er bijna evenveel woorden voor als er vrouwen zijn!

Er zijn veel meisjes en vrouwen die geen woord vinden dat goed genoeg is voor één van de meest belangrijke delen van ons lichaam. Het is natuurlijk je vagina aan de binnenkant en de vulva aan de buitenkant. Anderen noemen het 'intieme delen' of spleetje, voorpoep of yoni.

Yoni betekent heilige plaats in het Sanskriet oorsprong of bron. Het verwijst naar het gehele genitale systeem. In India zijn er zelfs altaars opgedragen aan de yoni, hele tempels die ermee versierd zijn!

Wat is jouw woord? Fluister het stilletjes, ik zal het niemand zeggen! Schreeuw het uit. Zeg het trots. Het is jouw lichaam...benoem het! Het is niet nodig om erbij te giechelen of verlegen te zijn. Zeg het op dezelfde manier als wanneer je je teen of elleboog benoemt.

Wanneer we dan verder reizen, hebben we

de magische grot, je baarmoeder of schoot. De verborgen plaats waar jij jij werd en groeide en groeide. Je baarmoeder heeft op een gewone dag de grootte van een peer, de grootte van een grapefruit wanneer je ongesteld bent en de omvang van een watermeloen wanneer je zwanger bent. Een prachtige Amerikaanse vroedvrouw, Ina May Gaskin genaamd, zei ooit eens dat als mannen een lichaamsonderdeel zo ongelooflijk als de baarmoeder zouden hebben, ze nooit zouden stoppen met erover op te scheppen!

De meeste vrouwen hebben een baarmoeder, hoewel een paar meisjes zonder geboren zijn. Het ligt verborgen, helemaal bovenaan de vagina, je gaat het nooit zien en je kunt het ook niet echt voelen... en toch is het een plaats waar de vrouwen-magie gebeurt. Dit is de plaats waar ons verhaal gebeurt. Het is het verhaal van de schoot. Jouw schoot. Onze baarmoeders.

Jij en ik gaan samen op een tocht, naar een andere tijd en plaats lang geleden, waar vrouwenlichamen werden gerespecteerd omdat ze leven konden maken. Eens per maand kwamen alle vrouwen samen: degenen die bloedden en diegenen die borstvoeding gaven, de zwangere vrouwen, de oudere vrouwen die al in de menopauze waren en de vrouwen die lichamen hadden die nooit hadden gebloed. Ze kwamen samen om te rusten, te praten, te dromen, te lachen, te huilen, te helen, ideeën en verhalen te delen en elkaar te steunen.

De rode tent. Een baarmoeder-achtige ruimte waar vrouwen komen wanneer hun lichamen doen wat de meeste vrouwenlichamen op een natuurlijke manier doen één keer per maand: de bekleding van hun baarmoeder verliezen in de vorm van een warme stroom bloed.

Deze rode tenten zijn niet zomaar dingen uit het verleden. Ze zijn ook de toekomst. De afgelopen jaren zijn ze overal te wereld opgeschoten in slaapkamers, culturele centra, op festivals en in salons.

Vrouwen en meisjes komen samen en praten en leren hoe geweldig en kostbaar hun lichamen zijn en hoe belangrijk het is om er zorg voor te dragen.

En dit is waar dit boek begint: in een plaats waar alleen vrouwen mogen binnentreden. Een plaats die wordt bewaakt en beschermd door mannen die de heiligheid ervan erkennen. Misschien is het de rode tent van het verleden... of de toekomst. Het is een plaats waar je je veilig zult voelen, geliefd en geaccepteerd. Waar vrouwen hun diepste geheimen delen.

Kom mee dan, lieverd, in de rode tent...

HET GEHEIM VAN DE RODE TENT

Er staat een meisje buiten een rode tent. Binnen hoort ze de stemmen van haar moeder en tantes, hun vriendinnen en buurvrouwen. "Waar praten ze toch over wanneer ze alleen zijn?" vraagt ze zich af.

Als jong meisje speelde ze buiten en merkte toen nauwelijks op hoe de vrouwen iedere maand verdwenen. Maar nu voelt ze zich aangetrokken tot deze vrouwenplaats, luistervinkend om de verhalen die deze vrouwen delen, op te vangen. Verlangend wil ze weten wat hen doet lachen als klaterende bergriviertjes of huilen, oceanen vol, waardoor hun wangen gestriemd en hun ogen roodomrand zijn. Wat doén deze vrouwen toch? Deze vrouwen wiens leven tegelijk zo saai en zo fascinerend lijkt? Sommigen die in vreemde plaatsen werken uren achtereen, anderen die hun levens spenderen met luiers verschonen en eten koken. Wat brengt hen hier samen?

Ze sluipt dichterbij en trekt het gordijn opzij. Glurend in de rode tent ziet ze een mooie vrouw dansen, haar heupen wiegend, volle borsten in een rood glinstertopje, handen fladderend als vlinders en ze trippelt door de kaarsverlichte kamer. De andere vrouwen kijken, sprankelende ogen als diamanten, stemmen zingen samen in harmonie: liedjes van water, vrouwen, de maan, geboorte en liefde. Dan klinkt een bel. Het geluid echoot rond de tent tot de stilte valt. En dan na een tijdje, begint één van de vrouwen te spreken, eerst stilletjes, tranen vallen langs haar wangen, ze vertelt over haar verdriet en pijn. De vrouwen naast haar houden haar vast, strelen haar haar terwijl ze huilt en dan, bijna magisch, drogen haar tranen op en lacht ze weer.

Nu begint een andere vrouw, ouder met grijsachtig haar en prachtige lachrimpeltjes, te spreken. Ze vertelt een verhaal over passie en verlangen. Het maakt het luisterende meisje aan het blozen, ze hoorde nooit eerder een vrouw vertellen over haar minnaars. Ze heeft ook nog nooit echt nagedacht over hoe de volwassenen die ze kent lichamelijk liefde delen met elkaar als hun slaapkamerdeur gesloten is in de donkere nacht. Ze luistert nu aandachtiger, spant zich in om de geheimen van de liefde te leren. . .

Eén van de vrouwen ziet het meisje achter het hoekje staan gluren en lacht. Ze roepen haar binnen.

"Jou hadden we al verwacht!" zegt haar moeder, "Liefste meisje, ik herinner me alsof het gisteren was dat je groeide in mijn buik, wiegde in mijn schoot. Ik zal nooit de dag van je geboorte vergeten, jou uit mijn lijf persend en deze wereld in. Jouw kostbare kleine lijfje in mijn armen. Jou borstvoeding gevend. Jij zult je deze dingen nooit herinneren, maar ik wel"

"Ik herinner de tijden waarin je ziek was en ik 's nachts naast jou zat om je handje vast te houden toen je zo bang was. Naast onze zijde leerde je praten en stappen, lezen en schrijven. We speelden met de poppen, plukten madeliefjes en klommen in de bomen. En nu, hier ben je dan, je wordt een vrouw voor onze ogen. Jij, mijn liefste, reikt naar de maan!

"Kom je plaats innemen bij ons. Het is tijd om enkele van onze geheimen te leren.

- O Het geheim van je lichaam
- O Het geheim van je bloed
- O Het geheim van je vruchtbaarheid
- O Het geheim van de maan
- O Het geheim van zelfzorg

"We hebben geschenken om te delen met jou:

- O Het geschenk van viering
- O Het geschenk van intuïtie
- O Het geschenk van zusterschap
- O Het geschenk van kruiden
- O Het geschenk van de Gekke Vrouw

"In elk stadium van je geboorte tot je vrouw – zijn zullen er meer geheimen te delen zijn: wanneer je je eerste liefde bereikt, zwangerschap, geboorte, kindertijd en een dieper begrip van je cyclus."

"Maar onze taak voor nu is het delen van de lessen van de maan. Om je het mirakel in je buik, je dierbare baarmoeder te laten kennen die op dit moment tot leven aan het komen is. Je kunt het niet zien, niet aanraken, maar de magie in je schoot zal zijn weg weven doorheen je hele leven: je gevoelens, je gedachten, je dromen."

"We zullen je verhalen vertellen over onze eigen levens en je vragen beantwoorden. We beloven je dat we alles zullen doen om je te steunen terwijl je naar de maan reikt."

"Elke vrouw hier is je zuster. Hier horen en kennen we onze eigen wijsheid en die van alle vrouwen. Hier vinden we steun voor onszelf terwijl we elk onze wegen gaan. Het is noodzakelijk deze vrouwenplek te eren en de verantwoordelijkheid te kennen om toegelaten te worden.

O Respecteer het vertrouwen van je zusters en hun verhalen.

O Weet dat elk haar eigen unieke verhaal heeft van zowel licht als duisternis, als je maar luistert.

O Veroordeel niet en roddel niet over haar, maar neem deze kans om te leren van haar.

O Leer ook je eigen verhaal te delen, je eigen ervaring te eren en te delen met diegenen die het ook zullen eren."

Een vrouw met donkere ogen neemt een houten stok en slaat tegen een klein koperen potje. Het geluid van de klankschaal klinkt doorheen de tent, de vrouw ademt diep in haar buik. Stilte daalt nogmaals over de groep neer terwijl ze uiteen gaan in de donkere nacht.

Twee weken gaan voorbij. De dag van de volle maan is aangebroken. De pubermeisjes zijn opgewonden maar nerveus. Ze weten dat het een eer en een voorrecht is om uitgenodigd te zijn voor de samenkomst in de speciale rode tent.

Ze wassen hun haren en dragen mooie vloeiende witte jurkjes. Het voelt bijna als een trouwdag.

Hun moeders groeten hen aan de ingang van de tent, wassen hun handen met geurig rozenwater en zegenen hun hoofd met het rozenwater. De andere vrouwen zingen een betoverend mooi deuntje.

De rivier: ze stroomt, vloeit en stroomt, de rivier ze stroomt naar de zee.

De meisjes wandelen naar het midden van de cirkel. De moeders nemen plaats in de vrouwenkring om hen heen.

Eén van de oudere vrouwen begint een verhaal te vertellen. . .

HET GESCHENK VAN DE
MAAN

In het zilveren licht van de volle maan lag een eitje op
een blad. En daaruit kwam een klein rupsen-meisje.
Het lieve rupsen-kind wriemelde en speelde de hele
dag en at en at en groeide en groeide. Ze keek op
naar de vlinders die rond haar hoofd fladderden. Ze
bewonderde hun kleuren, maar was blij om zichzelf
te zijn. Tot op een dag... Toen het nieuwe maan
werd, begon ze zich een beetje raar te voelen, niet
helemaal zichzelf meer. Haartjes groeiden op haar
lichaam. Ze krulde zich helemaal op en verborg zich,
onzeker over wat er zich afspeelde in het donker.

Binnenin de cocon gebeurde er iets magisch.
Ongezien. De magie van het leven zelf.

Het lieve rupsen-meisje dat iedereen kende en
waar iedereen van hield was aan het veranderen. Op
een dag ontpopte ze, bijna onherkenbaar. Terwijl ze
tevoorschijn kwam, haar lichaam nog vorm aan het
aannemen was, haar vleugels drogend in de wind,
kwam er een merel haar plagen.

"Je bent een freak, een vliegende worm! Je vleugels
zijn raar!"

Ze probeerde terug in haar cocon te kruipen om zich te verstoppen, maar ze paste er niet meer in. Toen zag ze de vlinders waar ze zo van hield toen ze nog een rupsje was. Ze kwamen naar haar toe en steunden haar terwijl ze sprong en leerde vliegen. Ze verwelkomden haar terwijl ze rond de zon dansten. Nu had ze vleugels om te vliegen. Ze vloog genietend rond, haar prachtige vleugels vergelijkend met de bloemblaadjes onder zich. Ze was duizelig van genot.

En toen bij het schijnsel van de volgende volle maan, ontdekte ze dat ze zelf baby's kon maken. Ze had haar eigen mirakelmaantjes binnenin haarzelf. Ze waren er altijd al geweest. . . ze had het alleen niet geweten. Maar terug bij nieuwe maan, voelde ze zich weer raar, opnieuw niet zichzelf.

Ze herinnerde de dagen van de cocon en vroeg zich af of ze nu terug zou veranderen? Ze voelde zich meer en meer moe worden en vroeg zich af of ze misschien ziek was. Ze begon te vrezen dat ze zou sterven. Grootmoeder Maan zag haar tranen en luisterde naar haar trieste lied.

"Lieve kind, huil maar niet. Je verandert wel, maar deze keer aan de binnenkant. Wees niet bang! Ik geef je het geschenk van het leven. Je kan baby's maken bij elke volle maan, maar je moet je terugtrekken in je cocon bij nieuwe maan zodat je lichaam zijn magie opnieuw kan maken. Daarna kun je weer vol leven ontpoppen, opnieuw in de mogelijkheid liefde, leven en schoonheid in de wereld te maken."

De vlinder-vrouw knikte instemmend. En iedere nieuwe maan nestelde ze zich in stille rust en als ze uitgerust was kwam ze terug naar buiten met al haar schoonheid om te delen.

Zo is het ook met jou, lieverd.

Jij draagt het geschenk van leven binnenin jou. Zowel schoonheid als oneindige creativiteit. Maar om die te kunnen geven aan de wereld, iedere maand, bij nieuwe maan en als je bloed begint te stromen, moet je jezelf toestaan om te rusten, te dromen en te herladen, toestaan om te luisteren naar je innerlijke wereld.

Dit is het heilig mysterie van vrouw-zijn. Dit is het geschenk van de maan.

Eén van de vrouwen brengt een prachtige witte cake naar voor, geglazuurd als een volle maan. Ze snijden de cake aan en eten hem op terwijl de vrouwen één voor één hun verhalen delen over hun entree in het vrouw-zijn.

Eén vrouw vertelt over haar bloeding die startte op een boottochtje met de klas. Hoe deze rode rivier uit haar stroomde en ze haar moeder wou. Een ander vertelt over hoe het begon in de klas en dat het door haar rokje kwam en iedereen had gewezen en gelachen. Hoe ze haar trui rond haar middel bond om het te verbergen terwijl ze naar de toiletten liep.

Een andere vrouw vertelt hoe ze wachtte en wachtte, dat al haar vriendinnen al hun maandstonden hadden en ze zich buitengesloten voelde nu zij de enige was die ze niet kreeg. Ze vertelt over haar bezoek aan de dokter waar ze ontdekte dat haar lichaam anders was en dat ze nooit zou menstrueren of kinderen zou baren. Ze spreekt over hoe ze heeft geleerd van haar speciale lichaam en haar unieke kwaliteiten te houden.

Een vrouw met blond haar en bril herinnert zich dat haar moeder haar een prachtig doosje gaf gevuld met handgemaakte verbandjes, exotisch geurende zeep en oorbellen met maansteentjes. Haar ouders namen haar mee uit eten en ze voelde zich heel speciaal.

Weer een andere vrouw, veel ouder, denkt terug aan de ouderwetse dikke verbanden die zo ongemakkelijk zaten en hoe het niet fatsoenlijk was om over je lichaam te praten en al zeker niet over 'daar beneden'. Hoe haar moeder die dikke verbanden op haar hoofdkussen had gelegd en er voor de rest nooit meer iets over gezegd heeft.

Een klein vrouwtje met kort donker haar deelt hoe zij en haar man hun dochter mee naar buiten hadden genomen en haar eerste bebloede verbandje samen buiten begraven hadden, haar bloed teruggevend aan moeder aarde met een dankzegging voor haar vruchtbaarheid en die van de aarde.

De vrouwen geven uiting aan het verdriet die ze voelden bij het achterlaten van hun kindertijd en aan hun opwinding en verwarring bij het vrouw worden. Hun gevoelens van shock en verrassing of

verlangende verwachting. De verlegenheid naar hun
vader en moeder toe. De reacties van vrienden en
familieleden. Zo veel verhalen, elk zo uniek. Tranen
vloeien en gelach bubbelt omhoog als een bron in
de bergen.

Dan staat één van de moeders op om te spreken.

"Het is tijd om het eerste geheim te delen met
jullie. **Het geheim van ons bloed.** Bloed kan
gevaar betekenen. Bloed kan ziekte of zelfs de dood
betekenen. Maar het bloed van jullie maantijd
betekent leven en vruchtbaarheid. Dit is het bloed
van het leven, het bloed van vernieuwing.

"In de tijd voor de wetenschappen en moderne
geneeskunde waren een vrouw haar maandelijkse
bloedingen een mysterie. Hoe kon een vrouw
bloeden zonder ziek te zijn? Dit werd gezien als een
magische eigenschap van de vrouw, om te bloeden
en toch gezond te zijn.

"Jij hebt een wieg van leven in jou, binnenin jouw
onderbuik. Sommigen noemen het baarmoeder
anderen noemen het schoot. Dit is waar jij groeide
in mij. Net zoals de bomen hun blaadjes in de
herfst verliezen om plaats te maken voor de nieuwe
knoppen in de lente, zo is het ook met de baarmoeder
die zijn zachte rode bekleding verliest elke maand
als er geen baby is om te laten groeien binnenin. Dit
is jouw maantijd, menstruatie, maandstonden.

"Dit is een wonder van de natuur! **Jij bent ook
een wonder.** Hou van je lijf, behandel het met liefde

en zorg. Net zoals wij tot nu toe hebben gedaan. Nu is het moment gekomen dat je jezelf langzaam losmaakt van onze zorgen en je verantwoordelijk wordt voor jezelf en je keuzes. Jij wordt je eigen vrouw!"

De meisjes waren zo blij dat de vrouwen het eerste van hun geheimen met hen hadden gedeeld. Ze voelden zich opgelucht dat ze in elk van deze vrouwenverhalen een stukje van hun eigen waarheid vonden. Ze kregen daardoor het gevoel dat ze niet alleen stonden.

Nu richtten de ogen van de vrouwenkring zich op de meisjes. Het was hun beurt om de cirkel toe te spreken. De eerste stond op, knikkende knieën, klamme handjes. Ze zag het gezicht van haar moeder en haar vriendinnen verwachtingsvol naar haar opkijken.

Ze begon het verhaal van haar eerste bloeding, slechts enkele weken ervoor, te vertellen, haar emoties nog vers. Het voelde een beetje vreemd in het begin, om zo openlijk te praten over zulke intieme dingen voor al deze vrouwen die ze zo goed kende.

Toen ze weer gingen zitten en haar vriendinnen opstonden om te spreken, begreep ze de kracht van de cirkel en waarom het zo'n respect afdwong: **het vergt moed om de waarheid te spreken.**

De vrouwen omhelsden de meisjes, kusten hen en fluisterden lieflijke woordjes in hun oor.

"Jij bent geliefd, jij bent sterk en mooi en dierbaar. Wij zijn er voor jou, altijd, in goede en slechte tijden, wij zijn zo trots op jou!"

Daarna knielden de vrouwen naast hen, masseerden hun handen en voeten met geurende olie, lakten hun nageltjes met delicate kleuren en patronen. Ze legden hun handen op hun buik en zegenden hun schoot. Dan gaven ze elk van hen een speciaal juweel: het eerste sieraad dat elk van hen zou bezitten als vrouw en dat gekoesterd zou worden naast verlovingsringen en trouwringen in de jaren vooruit. Toen werden de meisjes uit de tent geleid.

De volle maan stond hoog aan de lucht. Ze begonnen aan hun klim van de heuvel achter de tent. In de duisternis verloren ze de oudere vrouwen uit het oog, ze wisten niet meer welke kant ze uit moesten. Ze voelden zich alleen en bang in het donker. Toen hoorden ze de stemmen van de vrouwen rondom zich:

Volg de maan, volg je hart, hou je ogen op de maan en je voeten op je pad gericht en alles komt goed, mijn dierbare schat, alles komt goed.

En dan, na een lange kronkelende weg, bereikten ze de top, een grasdal badend in helder maanlicht met een hart van rozenblaadjes. Daar stonden ze dan in het maanlicht, opgewekt door hun eigen kracht, het felle licht absorberend. De vrouwenstemmen kwamen dichterbij, flikkerende kaarsen in hun handen.

Ze omarmden de meisjes in het maanlicht en zegenden hen.

"Weet dat we van jullie houden en er voor jullie zijn. Weet dat we het begrijpen, ook al zijn we gehuld in oudere lichamen, gezichten van moeders, tantes en vriendinnen. Wij zijn hoe dan ook één, allen deel van dezelfde ervaring, dezelfde levensrivier en heilige vrouwelijke lijn."

Ze knoopten een rood draadje rond elk van de meisjes hun pols, hen verbindend met de vrouwengroep. "De rode rivier stroomt door ons allemaal, de rode draad verbindt ons allen." En met een gouden schaartje, knipte de oudste vrouw het draadje door.

"We zijn verbonden maar apart. Elk van ons moet haar eigen pad bewandelen, de wijsheid van ons lichaam volgen. Het lijkt maar een fractie van een seconde geleden dat wij in jullie schoenen stonden. We wandelen allemaal langs hetzelfde kronkelende pad in dit leven, maar onze danspassen voor elk van ons zijn uniek. We weten dat er stormen voor ons liggen, we weten dat er een moment zal komen dat je je van ons los zal maken. Je zal de draad doorknippen die ons dicht bijeen houdt. Weet, liefste kind, dat we jouw plaats met liefde vrijhouden om terug te laten keren, als je eigen vrouw. Jullie zijn dochters, zussen en vriendinnen. We eren jullie toekomst, jullie groeiende schoonheid, jullie kracht en intelligentie, jullie wilde creativiteit en groeiend zelfvertrouwen. Wij verwelkomen jullie aan het begin van jullie vrouwelijkheid, deze lange en heilige reis van zelfkennis en bloei. We vertellen jullie het geheim van de maan."

HET GEHEIM VAN DE MAAN

Elk meisje wordt geboren met een licht in haar. Een klein, uniek speldenkopje van licht. Het is het potentieel van de vrouw die ze zal worden. Bij iedere verjaardag komt er een kaarsje bij en haar licht groeit feller.

Seizoenen veranderen, lente wordt zomer. Er is een nieuwe groei. Ze groeit omhoog naar de zon en de maan, dichter bij hun licht. Aan haar lichaam ontspruiten de eerste tekenen van vruchtbaarheid: haar borsten worden ronder, haar heupen wiegend als een riviertje, haar heuveltje raakt begroeid en geheime dromen van vrouwelijkheid nemen haar gedachten over. Dromen van vrijheid, en liefde voor jongens of meisjes, en haar potentieel. Ze groeit en bloeit. Ze leert dat onze lichamen werden geboren op deze planeet Aarde, geprogrammeerd door onze genen en cultuur, gebonden aan het dagelijkse ritme van de zon voor slapen en waken en aan het ritme van de maan voor onze maandelijkse cyclus.

Ze leert dat om haar licht in volle glorie te laten schijnen, ze de ritmes van de Aarde en de lucht, de zon en de maan moet respecteren, het ritme van haar eigen lijf.

Ze leert de lessen van de maan. Bij volle maan is zij ook vol, ze absorbeert de energie en draagt deze bij haar. Het schijnt van haar gezicht, haar hart, haar creaties en haar woorden. En bij donkere maan is zij stil en rustig. Het leert haar dat de duisternis deel is van haar. Om blij en gezond te zijn moet ze ook naar binnen keren om op te laden, na te denken en te rusten.

Elke maand, doorheen je leven, zal de maan je leiden naar binnen en naar buiten-bij jezelf, bij het communiceren met anderen, bij saamhorigheid en bij afzondering. Ze zijn allebei even belangrijk. Zie die constante wisseling en volg ze. Grootmoeder Maan is een dierbare lerares voor alle vrouwen.

Vele vrouwen merken dat hun menstruatiecyclus dezelfde lengte heeft als de maancyclus. Vrouwen die samenleven menstrueren vaak op hetzelfde moment omdat hun lichamen met elkaar communiceren. Dit zijn de mysteries van de maan. Wij zijn niet de enigen die beïnvloed worden door de maan. Dieren en planten ook. Koraal schiet kuit, wolven huilen, vele zoogdieren bevallen en schildpadden leggen eieren bij volle maan. Over heel de wereld vieren mensen van verschillende geloofsovertuigingen de volle maan en haar vibrerende energie op vele verschillende manieren, van vollemaansfeestjes op Thaise stranden tot Joodse familiefeesten. Vele belangrijke vasten – en feestdagen zijn gebaseerd op de maankalender.

In het verleden bloedden de meeste vrouwen bij donkere maan en hadden ze hun eisprong bij volle maan. Dit werd *Witte Maan Cyclus* genoemd. Op dat moment lopen een vrouw haar energieën synchroon met de maan, wat helpt om te vloeien. De afgelopen jaren echter zijn er heel snel veel dingen veranderd. We leven niet meer zo dicht samen met andere vrouwen, straatverlichting en elektrisch licht binnen zorgen ervoor dat we aanzienlijk minder beïnvloed worden door de verschillende lichtniveaus van de maan. Kunstmatige hormonen en vervuiling in ons drinkwater en voeding tasten ook onze cyclus aan. Op deze manier ervaren vrouwen minder voeling met hun lichaam en hun cyclus. Minder voeling met de maan.

Tegenwoordig is de cyclus van de vrouw minder regelmatig. Sommigen bloeden met volle maan, *Rode Maan Cyclus* genoemd, en vele anderen zijn helemaal niet meer verbonden met de maan en hebben te lange of te korte cycli. Afgesneden zijn van ons lichaam en natuurlijke cyclus, gestrest zijn en altijd maar druk zorgt voor ongemak. Zowel binnen als buiten. Ons lichaam laat ons dit ongemak weten door knorrig en moe en verzeerd te worden. We moeten rusten wanneer we bloeden. Maar we leven in een wereld die dit niet echt begrijpt, ze verwacht van ons dat we iedere dag hetzelfde zijn: altijd opgewekt en blij, vriendelijk en lief, altijd beschikbaar en druk bezig.

Onze vrouwelijke cycli tonen ons dat we nood hebben aan 'down-time' tijdens bepaalde periodes van de maand. De maan gidst ons door haar constant veranderende gezicht te tonen. Ze herinnert ons eraan dat we ons eigen innerlijke ritme hebben dat veel meer respect verdient dan het ritme van de klok of dienstregelingen. Het is de enige weg naar oprecht geluk en echte gezondheid.

Zij is daar, iedere dag, iedere maand, om ons dat te leren wanneer we bereid zijn er aandacht aan te besteden. Onze menstruatie wordt vaak maandstonden genoemd omdat het onze lichamen verbindt met de cycli van de maan en het ons leert overeenkomstig met deze *maantijd* te leven.

De Fases van de Maan

De maan verandert constant van uitzicht. Haar vorm en grootte worden bepaald door haar positie in verhouding tot de zon die haar verlicht. Ze verandert niet alleen in uitzicht maar ook wanneer ze opkomt en terug ondergaat. De maan heeft een cyclus van ongeveer 29,5 dagen.

Volle maan

Volle maan komt op als de zon ondergaat en gaat onder wanneer de dageraad aanbreekt. Volle maan maakt energiek. Soms op een goeie manier en soms brengt ze onrust. Slapen en ontspannen wordt dan moeilijker. Het is een tijd van oogsten en zaaien, een tijd van feesten en vieren, laat werken en hartstochtelijk creëren. Elke volle maan heeft zijn eigen speciale naam en karakter. Bijvoorbeeld de volle maan die valt tussen midden-augustus en midden-september wordt de *Oogstmaan* genoemd. Ze ziet er typisch goudachtig en vol uit waardoor er langer buiten gewerkt kan worden, meer specifiek geoogst.

Afnemende maan

Afnemen betekent kleiner worden. Wanneer de maan zijn punt halfweg bereikt (het laatste kwartier, dat rond middernacht opkomt) ontstaat er een gevoel van evenwicht, spanning en transitie. Ze blijft iedere nacht kleiner worden tot ze volledig donker is.

Donkere maan of Nieuwe maan

Een paar dagen lang lijkt de maan bijna onzichtbaar. Het is tijd voor duisternis. De maan is in de schaduw en komt op voor de dageraad en gaat onder samen met de zon. Vele tradities gebruiken deze tijd om naar binnen te keren, na te denken, te visualiseren en doelen te stellen voor de maand die komt. Het is een periode van nieuwe aanvang, als een pauze in het duister voordat de tocht naar volheid opnieuw begint.

Wassende maan

De maan wordt nu een beetje groter en helderder iedere nacht, naar halve maan toe. Het is de maan uit sprookjesboeken, de smalle sikkel die hoop, nieuw leven en magie symboliseert. Halverwege (eerste kwartier) is er opnieuw een gevoel van balans en overgang, de maan is dan zichtbaar in de namiddag en gaat onder tegen de avond.

Vele culturen houden zich aan een maankalender maar die van ons is de zonnekalender. Om meer te weten te komen over de maanfases kun je een maankalender of maanagenda aanschaffen. Er bestaan ook maanfase-apps. Kijk iedere avond naar de maan en markeer de dagen van je cyclus op je kalender zodat je kan zien hoe jouw menstruatiecyclus en de maanfases op elkaar afgestemd zijn.

Maan Magie

De gemiddelde menstruatiecyclus is 28 dagen lang. Dat komt ongeveer overeen met de cyclus van de maan!

OOO

Het meest voorkomende menstruatiepatroon is om de bloeding te hebben met nieuwe/donkere maan en de eisprong met volle maan.

OOO

Het Engelse woord *lunatic* (slaapwandelaar, gek, getikt persoon) werd oorspronkelijk gebruikt voor personen die sterk de invloed voelden tijdens de volle maan. We hebben allemaal wel een beetje een 'tik van de maan'!

HET GEHEIM VAN ONZE CYCLUS

Een cyclus is de basiseenheid van het leven: geboorte, groei, transformatie, verval en dood, en opnieuw gevolgd door geboorte. Het is een circulaire, zich herhalende reis. Je herkent het in het kloppen van je hart, het in-en uitademen, de seizoenen en de maanfases. Onze menstruatiecyclus verbindt onze vrouwenlichamen rechtstreeks met de natuur.

Jouw cyclus neemt je iedere maand mee op een reis tussen de licht- en schaduwdelen van jezelf. Net zoals de maan iedere maand van vol licht naar duisternis gaat en terug. Onderdeel van de kunst van het leren van onze vrouwelijkheid bestaat erin elk element van onze cyclus en onszelf te eren.

Je merkt dat je van het ene op het andere moment van lief naar kwaad kan gaan, van creatief zijn naar je verdoofd voelen. Het kan heel verwarrend en verbijsterend overkomen om zo geen controle te hebben over jezelf. Op dat moment is onze vrouwelijke wijsheid onmisbaar.

Naarmate we meer over onze cycli en hun unieke

patroon te weten komen, meer te weten komen over hoe onze stemmingen meebewegen met onze cyclus, hoe minder we ons voelen als een drenkeling in een grote oceaan. We kunnen meezwemmen met de getijden van onze cyclus in plaats van tegen de golven te vechten. Het vergt een beetje oefening en je leert het met de jaren. Veel vrouwen, die geen deelgenoot gemaakt werden van deze vrouwengeheimen, komen het ook nooit te weten. Ze leren nooit dat de maan hun cyclus beïnvloed. Of dat hun stemmingswisselingen eigenlijk normaal zijn. Ze leren niet hoe ze zichzelf kunnen helpen.

Hoe meer je je eigen ritmes begint te voelen, hoe meer zelfvertrouwen je wint en leert dansen op je eigen melodie.

Men zegt wel eens dat als je bloeding gedaan is je de **maagd** bent: jong, fris, energiek. Bij de eisprong ben je als de **moeder**: je kan een baby'tje dragen en je voelt je verzorgend en sociaal. Dan in de week vóór je menstruatie kan je gemoed donkerder worden, je verandert in een **tovenares** of een **wilde vrouw** die iedereen in steen kan veranderen als ze haar kwaad maken. Tijdens je bloeding lijk je de **oude wijze vrouw**: ze heeft rust nodig maar ze is vol inzicht omdat ze haar intuïtie volgt.

Je merkt waarschijnlijk op dat dit de belangrijkste fases in een vrouwenleven zijn. Is het niet wonderbaarlijk dat jouw cyclus je iedere maand al door deze verschillende rollen meeneemt zodat je die elk al kan ervaren iedere keer opnieuw?

HET GESCHENK VAN DE GEKKE VROUW

We praten niet echt veel over onze schaduwkant.

Maar net zoals de maan op één moment vol is, zo is ze op een ander moment donker. Net zoals het met jou is. Jij bent licht en donker. Je donkere kant wordt gesymboliseerd door de Gekke Vrouw.

Lang geleden werd de Gekke Vrouw beschreven in grootse mythes en afgebeeld in oude heilige tempels. Haar kracht werd gerespecteerd. Ze had de macht om leven te creëren, maar ook om het te vernietigen. Haar donkere kant werd gerespecteerd als een cruciaal onderdeel van het leven. In verschillende culturen had ze verschillende namen: Kali, Medea, Durga en Hecate zijn er maar een paar. Tijden veranderen en verhalen veranderen mee. Haar schaduwkant werd geminacht. Ze werd benoemd als heks, een gevreesde buitenstaander en de mensen werden bang gemaakt voor haar. Ze gingen haar wantrouwen.

Vrouwen werden gewaarschuwd dat ze maar beter hun goede en lichte kant konden tonen. Om goed en vriendelijk en mooi te zijn. Hun schaduwkant, die een cruciaal deel van hun kracht is, werd hen zo ontzegd. Hen werd verteld dat het bij de duivel hoorde.

Maar wij hebben allemaal een duistere kant, een schaduwkracht. Het is onze woede, onze furie, onze mogelijkheid om te razen en vernietigen.

Dit is de Gekke Vrouw en ze zit in ons allen. Ze is de donkere kant van een vrouw haar liefhebben en geven. Ze is machtig! En dat is haar geheim. Ze is jouw kracht die terugkeert naar jezelf en naar diegenen die je liefhebt. Zij is de schaduwkant die je de lessen leert van datgene wat jij verkiest te verbergen. Ze roept om je diepste aandacht voor datgene waar je weigert een licht op te werpen. Het kan zijn dat ze je een hemelse schrik aanjaagt, je plannen verknoeit en je zorgvuldig aangebrachte mascara ook! We vrezen haar vernietigingsdrang binnenin onszelf en ze komt heel bedreigend over op onze maatschappij. Het kan enorm beangstigend zijn om haar te voelen opkomen. En schrikwekkend voor anderen om te zien.

Ze duikt op als we moe zijn of wanneer we overweldigd zijn. Wanneer we té veel van onszelf hebben gegeven. Wanneer we geen "nee" kunnen zeggen. Wanneer mensen te veel in onze ruimte komen. Wanneer we té hard ons best doen om anderen te behagen. Wanneer we onszelf niet trouw zijn. Ze duikt op wanneer iets waar we waarde aan hechten wordt bedreigd of wanneer onze ziel in nood is. Ze duikt op als onze bloedtijd eraan komt.

"Luister naar mij! Zorg voor mij! Laat me met rust!" Ze stampt en schreeuwt, roept en bijt. Ze komt naar boven, razend, huilend, gillend, dreigend, met bevende handen en bleek gezicht. Haar boodschap is eerlijk maar haar manier van communiceren is primitief en dreigend. Dus in plaats van haar naar buiten te laten komen, proberen we haar te onderdrukken. Wat er alleen maar voor zorgt dat ze nog groter wordt. Sluit nooit een gekke vrouw op in de kelder, ze brandt zo het huis plat!

Dus is het aan ons een veilige manier van uitdrukking te vinden voor de Gekke Vrouw. Noteer haar woorden in je dagboekje en schenk er aandacht aan! Ze is een prachtige leraar en ze zal je leven lang bij je zijn, ze zal je onderwijzen en gidsen.

We moeten balans zien te vinden in ons leven zodat het niet nodig is dat ze te vaak of te vernietigend opduikt. Dit leert iedere vrouw, iedere maand opnieuw. Soms slagen we daarin en op sommige momenten veroorzaakt de Gekke Vrouw veel pijn en destructie rondom ons bij diegenen waar we van houden. Dan komt het erop aan vergeving te leren vragen aan die mensen die we gekwetst hebben. En ook om onszelf te vergeven.

Wat heb jij al geleerd van de Gekke Vrouw – via je moeder, grootmoeder, tantes, leraressen, zussen of vriendinnen? Hoe heb jij haar al ervaren in jezelf?

HET GESCHENK VAN VOORBEREIDING

Het verschijnen van je eerste bloed (*menarche* of *eerste maan* genoemd) kan als een schok of als een verrassing komen. In het bijzonder als niemand je erover heeft verteld!

Eén van de geschenken die we jou willen geven is het geschenk van de voorbereiding. Het geschenk van het herkennen van de signalen die jou vertellen dat je menstruatie eraan komt, van het voorbereid zijn zodat je weet hoe je moet reageren en handelen. Dit neemt heel veel stress en zorgen weg.

Niemand weet exact wanneer je maandstonden gaan starten. Jij niet, je moeder niet en ook je huisarts niet. De leeftijd waarop je moeder ze kreeg is een goede aanwijzing wanneer die van jou zouden kunnen beginnen... dus vraag er haar naar als je kan.

Er zijn ook een aantal andere aanwijzingen, zoals:

O Groter worden – de meeste meisjes groeien ongeveer 10cm of meer het jaar vóór hun bloedingen beginnen. Je zal bijna je volwassen lengte bereikt hebben wanneer je menstruatie begint.

O Je borsten groeien. Ze beginnen te ontluiken en dan 2–3 jaar later dient de menstruatie zich aan.

O Veranderende vaginale afscheiding. Dit kan wit of gelig zijn – dit begint ongeveer 6 tot 18 maanden voor je maandstonden.

O Schaamhaar en okselhaar verschijnt – de menstruatie breekt meestal door 1–2 jaar nadien.

O Je heupen en dijen beginnen van vorm te veranderen doordat je lichaam meer vet opslaat. Om te kunnen menstrueren heeft het lichaam genoeg lichaamsvet nodig, dus alsjeblieft, alsjeblieft probeer niet te diëten of het vet weg te sporten. Het is normaal, natuurlijk en een noodzakelijk onderdeel van een vrouwenlichaam.

O Haren en huid worden vettiger.

O Puistjes kunnen opduiken op gezicht en rug.

O Buikpijn en lage rugpijn

O Sterkere gevoelens en turbulente emoties.

Een meisje haar maandstonden beginnen gemiddeld op 12-jarige leeftijd, meestal tussen 11 en 14 jaar. Dit is maar een gemiddelde, en jij bent uniek! Sommige meisjes krijgen ze op 8-jarige leeftijd anderen op 18 en sommigen krijgen ze nooit. Als jij ze nog niet hebt en je vriendin wel, dan is er geen reden tot paniek. Er is niks verkeerd. Het is geen wedstrijd! Praat met iemand die je vertrouwt. De leeftijd waarop je menstruatie begint is afhankelijk van vele verschillende factoren, inclusief het feit of je genoeg lichaamsvet hebt. **Het is heel belangrijk dit te weten want er wordt tegenwoordig erg veel druk gelegd op jonge meisjes om mager te zijn en te weinig te eten.** Sommige meisjes en vrouwen hebben van nature een superslank lichaam maar als je je lichaam forceert iets te zijn wat het niet is zal het moeite hebben met groeien en met het op gang brengen van een normale cyclus.

Je hebt misschien al opgemerkt dat je vriendinnen ook in een overgangsfase zitten en aan het veranderen zijn, sommigen sneller dan anderen. We hebben elk onze eigen innerlijke tijdstabel die niet geforceerd of veranderd kan worden. Onze menstruatie start op verschillende tijdstippen, we hebben een verschillende duurtijd, we krijgen op verschillende tijden baby's (of niet) in ons leven en ook de menopauze komt voor iedereen op een ander tijdstip. We zijn allen uniek. Onze reis door het leven gaat gepaard met de aanvaarding van onze lichamen in al hun uniciteit.

Maar voor jou, op het moment dat het jouw tijd is, markeert het het begin van jouw vruchtbaarheid. Jouw eerste maandstonden kenmerken officieel jouw overgang van kind naar jonge vrouw. Het is het seintje dat aangeeft dat je vanaf nu in staat bent nieuw leven in jou te dragen. Dat is heel wat!

Het zal nog jaren duren voor je beslist om moeder te worden of niet. Maar de mogelijkheid om nieuw leven te scheppen en dragen is waarlijk magisch. En iets wat alleen vrouwen kunnen doen.

Als je niet weet hoe baby's gemaakt worden, is het misschien een goed moment om dit boek eventjes aan de kant te leggen en het aan een volwassene, die je vertrouwt, te vragen. Het is namelijk heel belangrijk dat iemand die het beste met je voorheeft jou uitleg geeft over de magie van het leven. Ik zal het er in dit boekje niet over hebben, want het is echt een groot onderwerp, en het is er eentje die verschillende mensen op andere tijdstippen zullen willen uitleggen. Ik neem aan dat je toch min of meer weet hoe de vork in de steel zit maar als dat niet het geval zou zijn: vraag het!

Het kan zijn dat je op school, in de les biologie, al leerde over menstruatie en voortplanting of dat je er thuis al over hebt gepraat. Maar laten we zeker zijn dat we een goede basis leggen en elkaar begrijpen. Ik verzeker je dat iedereen er wel wat van kan opsteken! Zelfs ik, terwijl ik dit schrijf leer er nog iets van, en ik heb al meer dan 20 jaar mijn maandstonden!

Vanaf de leeftijd tussen 12 en 51, tenzij je zwanger bent of de pil neemt, zal iedere dag van je bestaan als vrouw een dag in je menstruele cyclus zijn. Doorheen de maand verandert je lichaam voortdurend, het reageert op de veranderende hormoonspiegels (lichaamseigen signaalstoffen). Dit is je menstruatiecyclus.

Dit zijn enkele van de vele veranderingen die kunnen plaatsvinden:

O Veranderingen in lichaamstemperatuur

O Textuur en zuurtegraad van je vagina en baarmoeder

O De omvang van je borsten

O Hoe je ziet en hoort

O Hoe je je voelt en hoe je reageert op pijn

O Je stemmingen en emoties

O Vocht vasthouden

O Zelfs je hartslag!

Daarom is het zo belangrijk dat je leert luisteren naar je lichaam tijdens je cyclus zodat je weet wat 'normaal' voor jou aanvoelt en betekent.

Wanneer je begrijpt dat je lichaam constant veranderd maar dat het ritme van deze veranderingen een bepaald patroon volgt, dan kun je beginnen te leven in deze lichaamscycli in plaats van ertegen te vechten. Dan besef je dat het perfect OK is dat je de ene dag vroeger wilt gaan slapen omdat je lichaam dat nodig heeft. En dat je op andere dagen bruist van energie. Het is enkel wanneer we niet luisteren en maar doorgaan zoals elke andere dag, de signalen van ons lijf in de wind slaan en symptomen negeren dat we problemen beginnen krijgen zoals pijntjes, zwakte of uitputting.

Dus hoe kun je je dan best voorbereiden op je eerste bloeding?

O Zorg dat je maandverband in huis hebt of in je tas hebt zitten.

O Lees een beetje in dit boekje zodat je meer vertrouwen krijgt en je bewuster bent.

O Stel vragen om je zelfvertrouwen te vergroten en voorbereid te zijn.

O Denk erover na hoe jij graag het vrouw worden wilt vieren.

Onze ongelooflijke lijfjes

Doordat we eerder in de puberteit komen, minder borstvoeding geven, een beter voedingspatroon hebben, een hogere leeftijd bereiken en minder zwangerschappen doormaken hebben vrouwen vandaag méér hun regels dan ooit tevoren! Het begrijpen van je cyclus is dus nog belangrijker geworden want er staan jou zo'n 450 maandstonden in je leven te wachten!

Ik beschrijf hieronder een typische 28-daagse cyclus, maar onthoud dat jouw persoonlijke cyclus langer of korter kan zijn (die van mij is momenteel 25 dagen)... dus dit is maar een richtlijn.

Bloedingstijd/Menstruatie (Dag 1 tot 5)

O De eerste dag van je bloeding wordt door artsen **Dag 1** van je cyclus genoemd.

O De bloeding duurt meestal 4–6 dagen en wordt lichter de laatste dagen tot het weer een helder witverlies wordt.

O Je baarmoeder is ongeveer één derde groter dan wanneer je je menstruatie niet hebt en is dan rijk en aangezwollen met bloed.

O De bloeding vindt plaats omdat de rijke wand van de baarmoeder, die wachtte om een baby te dragen en te voeden, niet nodig is want er is die maand geen eitje dat bevrucht werd.

O Het bloed vloeit naar beneden door je vagina en kan rood of bruin van kleur zijn.

O In het begin is het vaak dieprood en soms vind je er klonters of stukjes in terug.

O Je verliest eigenlijk maar een eierdopje vol maar het lijkt veel meer!

O Bloed is rood door het ijzer dat erin zit. Het is belangrijk ons ijzergehalte aangevuld te houden tijdens onze cyclus. Dit kun je doen door ijzerrijke voeding te eten of voedingssupplementen te nemen. Als je je slap voelt en er bleekjes bijloopt, vaak duizelig bent of moe kan dit erop wijzen dat je ijzergehalte wat laag is. Vraag eventueel je arts of therapeut om raad.

O Als je eens een menstruatie overslaat betekent dat niet meteen dat je zwanger bent. Als je geen sex hebt gehad, kan dat gewoon niet! Misschien ben je vermoeid, gestrest of ziek?

Pre-ovulatie (Dag 6 tot 13)

O *Pre* betekent 'voor', *ovulatie* betekent 'eisprong'. Dus pre-ovulatie is de periode vóór de eisprong.

O Een hormoon, oestrogeen genaamd, begint toe te nemen in je lichaam.

O Deze zorgt ervoor dat je lijf zich klaarmaakt om een eitje te laten rijpen en los te laten, het zorgt er ook voor dat je baarmoeder en borsten zich voorbereiden op een mogelijke zwangerschap.

O Je eitjes heb je al sinds jij zelf in jouw moeders buik zat! Je hebt er duizenden maar slechts een paar honderd zullen ooit rijpen en loslaten, en nog minder zullen ooit bevrucht worden!

O Het kan zijn dat je meer helder vaginaal vocht verliest.

O Je zult je hoogstwaarschijnlijk vol leven en energiek voelen.

Ovulatie/Eisprong (Rond dag 14)

○ Rond de ovulatieperiode (dag 12–16) wordt er meestal maar 1 eitje gelost van de eierstok (daar worden alle eitjes bewaard) in de eileider. Die eileiders lijken een beetje op de horens van een koe of de takken van een boom.

○ Het eitje is de grootte van een speldenkopje.

○ Als een spermacel uit de man zijn penis het eitje kan bereiken dan kan het eitje bevrucht geraken en gaat de 9 maanden durende transformatie naar baby van start.

○ Rond deze tijd kun je ook meer vaginaal vocht verliezen waardoor je onderbroek wat natter kan worden. Het voelt soms aan alsof je je regels hebt omdat je vochtiger bent. Kies misschien voor een inlegkruisje om je ondergoed te beschermen.

○ Ovulatievocht is doorzichtig en wat plakkerig zoals het wit van een ei. Als je er wat van tussen je vingers neemt dan kan je het uitrekken van 5 tot wel 10 cm! Dit maakt het makkelijker voor het sperma-celletje om de baarmoeder binnen te zwemmen en het eitje te bevruchten.

○ Je voelt je misschien wel wat sexier en je dromen en gedachten kunnen opwindend zijn. Dit is heel normaal en natuurlijk.

○ Als je sex wilt hebben moet je nu extra voorzichtig zijn om zwanger te geraken. Maar het is zeer, zeer belangrijk dat je je niet overhaast om geslachtsgemeenschap te hebben. Het is niet omdat je lichaam nu baby's kan maken dat het dat ook direct moet doen! Groot worden is een tijd van grote verandering, en het is heel belangrijk dat jij je eerst gemakkelijk gaat voelen in je eigen lichaam voordat je beslist het met anderen te delen. Hormonen en vriendinnen kunnen je misschien aansporen om een vriendje te hebben, maar er is geen haast bij.

Premenstrueel

O De premenstruele fase kan duren tot 1 week vóór je bloeding begint.

O Deze verandering in hormonen kan premenstrueel syndroom (PMS) veroorzaken, symptomen hiervan zijn: kwaadheid, stemmingswisselingen, zich opgeblazen voelen en pijntjes. De klachten kunnen verergeren naarmate je ouder wordt, vooral na bevallingen.

O De vaginale uitscheiding wordt dikker en is dikwijls gewolkt wit of geel en blubberig of korrelig.

O De meeste vrouwen worden meer sexueel opgewonden vlak vóór of tegen het einde van hun menstruatie. Dit is compleet normaal.

O Je hebt nood aan een meer diepe droomslaap

vanaf dag 25 van je cyclus, de eerste 3 dagen van je bloeding.

O Je dromen kunnen levendiger zijn. Ze geven belangrijke boodschappen en ideeën door. Ze kunnen krachtig of beangstigend zijn. Ze brengen vaak opmerkelijke boodschappen.

Veel vrouwen hebben een regelmatige cyclus van rond de 28 dagen, hoewel anderen een variërende lengte in cyclus kunnen hebben (14 tot 40 dagen) en een andere menstruatieduur (3 tot 7 dagen). In de loop van je leven kunnen je maandstonden vanaf het begin (in je tienerjaren) tot ze eindigen (ergens eind veertig begin vijftig) een onregelmatig parcours afleggen terwijl ze hun eigen ritme vinden. Het belangrijkste is dat je weet wat 'normaal' voor jou wil zeggen. Sommige vrouwen hebben van nature een kortere of langere cyclus hun hele leven lang.

Dit is echter van belang: wees aandachtig ALS

O Je menstruatie heel onregelmatig is

O Je vaak tussenbloedingen hebt (kleine druppels bloedverlies gedurende de maand)

O Je bloeding licht van kleur en waterig is

O Of eerder veel en zwaar

O Veel klonters bevat

O Je heel veel last hebt van PMS

Aarzel dan niet om naar je huisarts te stappen.

Onregelmatige maandstonden die langere tijd aanhouden kunnen wijzen op andere gezondheidsproblemen die aandacht nodig hebben.

Wees je er wel van bewust dat veel artsen zullen voorstellen om met de contraceptie pil te beginnen om de klachten gerelateerd aan je maandstonden aan te pakken zoals:

○ Menstruatiepijn

○ Zware bloedingen

○ Acné

○ Onregelmatige bloedingen

Eerlijk gezegd ben je nog te jong om nu zelfs nog maar aan de pil te denken, maar veel dokters gebruiken het als hoofdbehandeling voor alle soorten menstruatieklachten. Daarom vermeld ik het hier.

De pil is een cocktail van kunstmatige hormonen die je menstruatiecyclus beïnvloedt door je lichaam te misleiden en te doen geloven dat het zwanger is. Het wordt gebruikt als anticonceptie, om zwangerschap te voorkomen.

Als vrouwen de pil nemen dan is de bloeding die ze maandelijks krijgen eigenlijk geen echte bloeding maar een soort 'afkick-bloeding'. De hele tijd dat je de pil neemt volgt je lichaam dus niet je natuurlijke cyclus die, zoals we hebben gezien, belangrijk is voor je gezondheid.

Mijn maantijd, in mijn tienerjaren, was zwaar.

Niet alleen had ik stemmingswisselingen, zowel door de puberteit als door PMS, maar ik had zo'n erge krampen dat ik bijna flauwviel van de pijn tijdens mijn eerst dagen van de menstruatie. Ik lag te kronkelen van de pijn, gekweld in bed met een warmwaterkruik en pijnstillers.

Ik was een perfectioniste met volle, drukke dagen op school. De mentaliteit toen was dat je maandstonden ervoor zorgden dat je niet naar zwemles moest, maar daar bleef het dan ook bij. Doorgaan, ongeacht, verder mocht het geen invloed op je hebben. En zo deed ik het jarenlang.

Mijn huisarts schreef me sterke pijnstillers voor. Die hadden weinig effect. Hij vertelde mij dat het zou verbeteren eens ik kinderen zou krijgen, maar dat leek me nog ver van mijn bed dus schreef hij me uiteindelijk de pil voor. Ik was 16 jaar en best trots om al aan de pil te zijn. Als ik er nu op terugkijk maakt het mij kwaad dat er blijkbaar geen andere manier was om mij te helpen hiermee om te gaan.

Ik voelde me verdrietig, depressief, alsof ik onder de oppervlakte van het leven dobberde. Ik voelde mij mezelf niet toen ik aan de pil was, maar omdat ik niet precies kon verwoorden hoe ik mij voelde en de klachten redelijk vaag bleven, werd ik niet serieus genomen. Niemand vertelde mij dat het kwam doordat ik afgesneden was van mijn eigen ritmes. Niemand vertelde mij dat dit eigenlijk een heel normaal gevoel is… wanneer je de pil neemt.

Denk er goed over na vooraleer je met de pil begint,

het kan handig lijken, cool zelfs, maar het heeft een groot aantal korte- en langetermijn neveneffecten op je lijf waar je je heel goed van bewust moet zijn.

Het is in bepaalde gevallen een nuttig medicijn, maar het wordt al te vaak voorgeschreven door overwerkte artsen die verder ook geen alternatieven te bieden hebben. De neveneffecten worden ook niet voldoende toegelicht aan jonge vrouwen waaronder:

O Mineralentekorten ter hoogte van de botten, wat kan leiden tot osteoporose op latere leeftijd

O Onevenwicht in emoties en libido

O Depressie

O Gewichtstoename

O Mogelijke vruchtbaarheidsproblemen

O Dubbel risico op borst- en eierstokkanker wanneer je de pil neemt als je jonger dan 20 bent

O Mogelijke bloedklontervorming in de benen.

Als je meer wilt weten over de effecten van de pil, als men ooit voorstelt die te nemen dan is dit boekje misschien een goeie (wel Engelstalig): *The Pill: Are you sure it's for you?* door Jane Bennett en Alexandra Pope.

Ik raad ten zeerste aan gebruik te maken van de natuurlijke remedies bij een pijnlijke menstruatie die ik verderop in dit boek met jullie deel. Ze hebben niet de kwalijke neveneffecten die de pil heeft.

DE VIERING VAN DE EERSTE MAAN

De kans is groot dat jij jouw eerste menstruatie nooit vergeet, en zelfs als je een oud dametje bent geworden zul je nog altijd weten waar je was en wie je het als eerste hebt verteld toen het gebeurde.

Dit is mijn verhaal. . .

De eerste keer dat ik ooit over maandstonden hoorde was ik 9 jaar en in de klas. Op het einde van het derde leerjaar kreeg elk meisje een klein boekje met de titel *Persoonlijk van Jou*. Ik herinner mij de kaft nog goed. Het was een wazige afbeelding van een liggend meisje met een blond vierkant kapseltje, roze trui en jeans. We raakten geïntrigeerd. We namen het mee naar buiten tijdens de lunchpauze en 3 van de vriendinnen lagen in de loopton op de speelplaats, benen omhoog, deze nieuwe informatie op te slorpen. We waren gefascineerd.

Voor mij was het 3 jaar vóór ik, op mijn twaalfde, mijn eerste ervaring had. Het was tijdens de muziekles. Ik voelde mij die dag wattig in mijn hoofd, onhandig, gefrustreerd en héél kwetsbaar.

Ik huilde en huilde. Mijn arme leerkracht was zo vriendelijk en begrijpend als hij kon, maar blijkbaar had ik een 'slechte dag'. Ik ging naar het toilet na de les. Daar, tot mijn verbazing, rood bloed op het toiletpapier. Ik voelde me opgewonden en ik wist dat dit een belangrijk moment was voor mij, voor mijn leven. Een verschuiving, een verandering had plaatsgevonden. De school was gedaan voor die dag.

Maar ik zat op een kostschool, dus ik zou mijn familie pas in het weekend kunnen zien. Ik moést kunnen delen dat ik een verandering had doorgemaakt. Ik nam mijn beste vriendin bij de arm en we gingen naar buiten. We wandelden de tuin in en ik vertelde haar mijn ervaring. Het voelde zo goed dit te kunnen delen met een vrouw én in de natuur. Maar op een kostschool zitten heeft ook zo zijn nadelen Ik voelde me beschaamd en wilde eigenlijk niet dat de anderen wisten dat ik mijn maandstonden had. Ik maakte er een gewoonte van om op het toilet luid te hoesten telkens ik het lawaaierige wikkeltje van mijn maandverband haalde of ik wachtte tot iemand het toilet doorspoelde! Ik schrobde urenlang vlekken uit mijn ondergoed zodat de nonnen, die onze kleren wasten, mijn bloed niet zouden zien.

Alleen mijn vertrouwde vriendinnen wisten wanneer ik 'ze' had. We hielden elkaar in het oog, letterlijk! In de zomer droegen we wit en blauw gestreepte rokjes, waar lekkage direct op te zien was. Het was een zusterschap. Wij hadden zelfs een speciaal codewoord: "P" (Periods is Engels voor maandstonden noot red) die daarna, om onbekende reden evolueerde naar "Mr. P". En dan omdat mijn vader Mr. P (Pearce) was, noemden we onze regels uiteindelijk "Stephen", zoals mijn papa! Nu lijkt het voor mij eerder grappig en raar dat we onze maandstonden de naam van een man gaven, maar toen klopte het voor ons!

Mijn moeder weende toen ik het haar vertelde. Ik vertelde het ook aan mijn stiefmoeder. Ze waren beiden geweldig. Ze hielpen mij zo goed met alle praktische dingen en alle vragen die ik had rond mijn maandstonden, dat ik mij er helemaal niet onprettig bij voelde. Ik eiste van mijn stiefmoeder dat ze mijn geheim voor zich zou houden, ze was uiteindelijk deel van het zusterschap, maar op één of andere manier was mijn vader erachter gekomen. Hij was teleurgesteld dat ik het hem niet had verteld en schreef mij hierover een brief van wel 5 bladzijden lang.

"Welke zaken heeft hij daarmee?", vroeg ik me af. Ik voelde me kwetsbaar omdat mijn privacy, mijn geheim geschonden werd en dan nog door een man. Tot op vandaag gaat het ook op deze manier. Mijn vertrouwde zusterschap weet wanneer ik waar in mijn cyclus zit. Het voelt als een heilig geheim dat enkel zij begrijpen want zij hebben het ook!

In traditionele culturen werden meisjes die vrouw

aan het worden waren, gevierd door de hele stam,
een beetje zoals de rode tent viering zoals je kon
lezen aan het begin van dit boekje. Met spijt zie ik
dat deze vieringen in onze cultuur nog geen vaste
plaats hebben gekregen en dat is zo jammer. JIJ
verdient het om gevierd te worden!

Je kunt het er misschien eens met je vriendinnen
over hebben en je eigen viering organiseren. Of
vraag het aan een speciale vrouw in je leven om
een feest te organiseren ter ere van je menarche, je
eerste bloed. Je kunt ervoor kiezen om het op de
eerste dag van je menstruatie te vieren, in de maand
van je eerste cyclus of misschien pas over een jaar
ofzo, wanneer jij er klaar voor bent... Zelfs als je
je maandstonden al enkele jaren hebt betekent dat
niet dat je het niet kunt vieren. Ik ken vrouwen die
hun intrede in hun vrouwelijkheid vierden toen ze
in de dertig waren omdat ze dan pas de gelegenheid
kregen! Wanneer je het doet en hoe je het doet is
eigenlijk minder belangrijk dan het doen zelf, iéts
doen, wat dan ook als het maar goed en comfortabel
voelt en voor jou de overgang markeert van meisje
naar vrouw. Misschien wil je wel geen grootse
bedoening, maar doe je liever iets kleins in je ééntje
of met een lieve vriendin.

Als dat laatste het geval is, dan zijn dit misschien
een paar leuke ideetjes:

O Schrijf een gedicht of maak een schilderij

O Laat gaatjes in je oren schieten

o   Neem een nieuw kapsel

o   Bak een taart

o   Koop een ring of armbandje als herinnering aan deze speciale gelegenheid

o   Pluk een mooi boeketje bloemen voor jezelf

o   Begin een maan-dagboek

o   Trakteer jezelf op een lekker etentje

o   Doe een make-over met een vriendin of dierbare vrouw.

Een ceremonie scheppen

In onze cultuur is het heel gewoon ceremonies te scheppen... verjaardagen, Kerst, huwelijken, begrafenissen. Maar er zijn heel veel, heel belangrijke fases in het leven die voorbijgaan zonder dat er aandacht aan besteed wordt. Een deel van het herweven van onze vrouwelijke cultuur is het terugwinnen van deze overgangsrituelen en er onze eigen waardevolle stempel op drukken. Je hoeft niet religieus of spiritueel ingesteld te zijn om een ceremonie te creëren en er plezier aan te beleven. Denk maar eens aan een verjaardagsfeestje, dit is één van de gewoonste rituelen in onze cultuur: we sturen uitnodigingen rond, dekken een mooie tafel, bakken een taart, steken de kaarsjes aan en blazen ze uit, onze vrienden zingen een lied voor ons, geven ons cadeautjes en kaartjes die veel voor ons betekenen, ze wensen ons het beste, misschien geven ze wel een speech en dan eten we allemaal samen. Een verjaardagspartijtje bevat alle elementen van de ceremonies waar ik het in dit boek over heb. Dus zelfs wanneer je niet bekend bent met een ceremonie, of je je een beetje onwennig voelt bij dit idee, zit de kans er toch dik in dat je er al heel veel gevierd hebt in je leven, kleintjes en grote. En ook al is het makkelijker de gekende tradities van verjaardagsfeestjes te volgen, omdat wij (en onze gasten) weten wat er van ons verwacht wordt, blijft het spannend om nieuwe vieringen te scheppen om belangrijke fases aan te duiden, zoals onze menarche. We maken deze viering dan volledig naar onze eigen verbeelding zonder verwachtingen.

Als je enthousiast geworden bent en een groter feestje wel ziet zitten, dan volgt hieronder een stap-voor-stap plan om je eigen menarche-viering in elkaar te boksen. . .

O Nodig een groepje vrouwen uit om samen met jou te vieren: je moeder, zussen, vriendinnen. . . jij bepaalt de plaats, de tijd en de locatie!

O Kleed de ruimte mooi aan: rode en witte bloemen, kaarsjes, inspirerende fotos, gedrapeerde doeken, een lekker geurtje – maak het speciaal en sacraal.

O Misschien kun je een wit of rood jurkje of bloesje aantrekken om je bloeding en vruchtbaarheid te vieren.

O Maak een unieke entree: bloesemtakken om onderdoor te lopen, of rozenblaadjes op de grond. Zet een kom neer met rozenwater waarin je je handen en voeten kunt dompelen en laat je haren door de andere vrouwen kammen.

O Vraag aan één van de aanwezige vrouwen of ze je Maanmoeder of Petemoei wil zijn; welke oudere dame zou je als je mentor/voorbeeld willen hebben terwijl je opgroeit?

O Draag een gedicht voor, zeg een gebed, lees een sprookje voor of een passage uit een inspirerend vrouwenboek (kijk in de lijst achteraan dit boek om een idee op te doen).

O Laat je gasten hun verhaal vertellen over hun eerste bloeding, hoe het voelde, wat het voor hen betekende, hoe hun omgeving reageerde.

O Laat je handen en buik beschilderen met henna of lak je nagels.

O Vorm een kring, neem elkaars hand vast en zing of sta gewoon samen stil.

O Maak samen een ketting of armband als herinnering aan deze dag.

O Laat iedereen een klein cadeautje meebrengen.

O Leg een schrift of notitieboek klaar zodat

je gasten een paar mooie woorden voor jou kunnen opschrijven.

O   Bak een volle maan cake zoals die in het verhaal aan het begin van dit boek.

O   Steek een wensenkaars aan.

O   Geniet allemaal samen van een heerlijke maaltijd – kies misschien allemaal rood voedsel!

HET GESCHENK VAN DE GRAFIEK

Je eerste cycli kunnen heel wat in lengte verschillen. Het kan voorkomen dat er tussen je eerste en tweede cyclus wel 40 dagen zit, gevolgd door een aantal kortere tussenperiodes terwijl je lichaam volwassen wordt. Eens je een regelmatiger cyclus krijgt, dan kan het heel nuttig zijn om te weten waar ergens in je cyclus je je bevindt.

Dan weet je tenminste wanneer je je maandstonden kunt verwachten (en vooral om je zo te voorzien van maandverband en donker ondergoed!), hoe het komt dat je je ineens emotioneler voelt en meer behoefte hebt aan rust en later om te weten wanneer je super voorzichtig dient te zijn om niet per ongeluk een baby te maken!

Je cyclus in kaart brengen

De eenvoudigste manier om je cyclus bij te houden is een dagboekje beginnen. Verzin een speciaal symbool of code, misschien een ster of rode stip, en zet deze bij de datum wanneer je bloeding begint. Gebruik dan een ander symbooltje om de laatste dag aan te geven.

Je kan 28 dagen (of hoe lang je cyclus gewoonlijk duurt) vooruit tellen en een ander symbool optekenen, misschien een vraagteken, op de dag dat je regels er normaal gezien zouden moeten doorkomen.

Wij vrouwen nemen eigenlijk niet zo vaak de tijd om stil te staan bij de veranderingen die ons lichaam doormaakt, laat staan dat we er nota van nemen. Maar ons lijf heeft ons zoveel te leren. Probeer de komende maand eens dagelijks een paar dingen te noteren in je dagboek zodat je zicht krijgt op hoe jouw cyclus je dagelijkse leven beïnvloedt. Bij je volgende cyclus kun je dan terugbladeren om te zien hoe gelijklopend die innerlijke ervaring iedere maand is. Sta me toe de ups en downs van een echte cyclus met je te delen, zodat je de veranderingen in stemmingen en energie gedurende de menstruatiecyclus duidelijk kunt zien. Als je je maandstonden al hebt, herken je hier jezelf en je eigen patronen misschien in en een aantal zaken waar je voordien geen aandacht aan schonk. Of misschien herkende je een aantal veranderingen bij je moeder, maar besefte je niet dat het onderdeel was van een regelmatige cyclus. Onthoud dat als we praten over cycli, dag één de eerste dag van de bloeding is.

Dag 1

Ik voel me dik en zwaar, mijn buik voelt gigantisch en mijn borsten zijn gevoelig. Ik voel me alsof ik in een zeepbel zit, mijn hersenen werken traag. De afgelopen dagen wist ik al dat mijn maantijd eraan zat te komen. Ik zie het aan de hemel: de maan is verdwenen en de nachten zijn erg donker. Ik weet het want ik wil alleen zijn met mijn gedachten, in mijn dagboek schrijven en zo min mogelijk praten met mensen.

Voordien negeerde ik deze signalen tot ik mijn geduld verloor en tegen mijn familie schreeuwde. Nu kan ik gewoon zeggen dat ik behoefte heb om even alleen te zijn. Ik kruip vroeg in mijn bed met een warmwaterkruik.

Dag 2

Ik ben moe en traag. Ik forceer niks en rust veel uit. Mijn bloeding is hevig.

Dag 3 & 4

Ik ben minder moe en mijn bloedingen worden lichter. Ik voel mij nog steeds stilletjes.

Dag 5

Nu mijn regels voorbij zijn, voel ik de drang mij te reinigen, te zuiveren. Op deze dag neem ik altijd een bad, om de geur en het gevoel van de menstruatie weg te spoelen. Het is tijd om dode huid en oude gevoelens weg te schrobben, om fris en proper een nieuwe cyclus in te duiken. Ik badder niet graag tijdens mijn bloeding dus het voelt altijd als pure verwennerij als ik het erna doe. Ik dompel mij onder in de luxe van een bubbelbadje, de geur van een rozenkaars en de stoom van het water omringt mij.

Dag 6 tot 8

Mijn libido schiet terug de hoogte in. Ik voel mij bruisend en vol leven. Ik wil knuffelen en iemand dicht tegen mij aan terwijl 3 dagen geleden wilde ik nog alleen zijn en helemaal niet aangeraakt worden.

Dag 9 tot 12

Mijn energie is torenhoog. Dit is de vruchtbare periode, de periode waarin al mijn kinderen verwekt werden. Het is tijd voor creativiteit, met hart en ziel. Ik heb zoveel ideeën en projectjes die ik nu wil beginnen!

Dag 13 & 14

De volle maan is er samen met mijn eisprong – ik voel me diep verbonden met het licht van de maan. Ik heb ook altijd een beetje last van buikkrampen rond deze tijd van de maand. Ik loop naar buiten en dans in het maanlicht, dankbaar voor alles wat ik heb.

Dag 17

Dag 17 verrast me altijd: ik ben kortaf en ongeduldig en zo, zó moe. Het is ongetwijfeld de dag waarop mijn hormonen wisselen.

Dag 18 tot 24

Mijn energieniveaus dalen. Ik ben tussen 2 werelden, niet aan het ovuleren maar ook nog niet premenstrueel. Sommige dagen voel ik mij goed, andere chagrijnig.

Dag 25 tot 27

Een vermoeider en zwaarder gevoel steekt de kop op, ik voel mij lui en alles kost mij moeite. Ik wil mij eigenlijk alleen maar opkrullen als een kat in een behaaglijke stoel voor een knappend haardvuurtje en de rest kan mij gestolen worden. Ik huil mijn ogen er bijna uit als ik naar een melig tv programma kijk en geef commentaar op iedereen. Ik hap en snauw ongeduldig tegen mijn familie om daarna terug in tranen uit te barsten. Ik voel mij 'bah' en haat mezelf en al de rest ook.

Dag 28

Ik wil gekoesterd worden, en ik wil géén bad. In aanloop naar mijn maandstonden krijg ik minder nood aan in het water te zitten. Ik wil warm voedsel, een dekentje rond mijn schouders, mij nestelen in een lekkere stoel en zoetigheid smikkelen. Chocolade, natuurlijk chocolade! Mijn absolute **nood** aan chocolade bereikt zijn hoogtepunt in de week vóór mijn maandstonden. Het is zo'n sterke drang. En zo noodzakelijk: donkere, troostende warmte die mij verzacht.

Dit is de tijd waarop ik mij terugtrek. Tijd voor wollige sokken, zachte truien, een goed boek, meisjesachtige snotterfilms, o ja, chocolade, had ik chocolade al vermeld?

HET GESCHENK VAN ZELFZORG

Leren om écht voor jezelf te zorgen duurt jaren! Het klinkt gek omdat het zo vanzelfsprekend lijkt. Dikwijls geven we voorrang aan alle andere dingen dan aan onszelf. We zetten onze vrienden, sociale contacten, school, hobby's en sport eerst in plaats van de basisdingen in het leven die onze gezondheid bevorderen: rust, gezond eten en andere fundamentele gewoonten. Aandacht hebben voor jezelf is tijdens je menstruatiecyclus, vooral de dagen vóór je bloeding en tijdens, heel belangrijk. Je lichaam verzet heel wat werk en heeft behoefte aan rust en verzorging als ondersteuning.

Hieronder volgen een aantal manieren om voor jezelf te zorgen, vrouwen over de hele wereld passen deze, net zoals ik, maandelijks toe:

O Om het met mijn grootmoeders woorden te zeggen: EENVOUD! EENVOUD! EENVOUD! Dit is je mantra voor een betere maantijd.

O Eet   voedzaam   en   hou   je bloedsuikerspiegel stabiel.

O Matig je fysieke activiteiten–ga geen marathon lopen als je maandstonden onderweg zijn!

O Een korte, rustige wandeling of gaan fietsen zal je goed doen en brengt je terug in verbinding met jezelf en de natuur, het brengt je energie terug op gang.

O Heb je yoga al ontdekt?

O Kies voor comfortabele kledij, zeker wanneer je je opgeblazen of kouwelijk voelt rond deze tijd.

O Doe iets om je mooi te maken en voelen, draag een speciale halsketting, wat parfum, een mooi topje. . .

O Neem geen grote beslissingen!

O Neem iedere dag tijd voor jezelf.

O Probeer op tijd te gaan slapen. Je behoefte aan droomslaap stijgt tijdens de premenstruatie en gebrek aan slaap werkt PMS in de hand.

O Doe alles wat nodig is om jezelf goed en geliefd te voelen. Probeer een aantal affirmaties uit en herhaal ze een paar keer per dag: "Ik hou van mezelf en accepteer mijn lichaam precies zoals het is. Ik hou van mezelf en waardeer mezelf."

O Schreeuw in een kussen.

O Adem 10 keer bewust in en uit.

O Spendeer wat stiltetijd met een vriendin.

O Ontspan je, huil eens uit en geef uitdrukking

aan je gevoelens.

O   Schrijf in je dagboek.

O   Koop een bokszak en sla erop!

O   Probeer anderen niet te veranderen omdat je je nu boos en gefrustreerd voelt.

O   Dompel je onder in de positiviteit van anderen als je je somber voelt: opbeurende boeken, lachfilms, leuke blogs. . .

O   Luister naar vrolijke muziek.

O   Sta open om iets van je familie te ontvangen: een massage, een schouderklopje, een knuffel. . .

O   Maak het gezellig met een warmwaterkruik of wrijf wat lavendelolie op je buik.

O   Zet een pot kruidenthee.

O   Ga   naar   de   drogist,   apotheek of   natuurvoedingswinkel   en   haal een voedingsupplement.

O   Eet chocolade!

O   Probeer   een   behandeling   acupunctuur, cranio-sacraal   therapie,   reiki,   voetreflexologie of chiropraxie.

O   Begin een droomdagboek.

O   Wees lief en zacht voor jezelf. Altijd.

HET GESCHENK VAN RUST

Zoals je ondertussen hebt geleerd is het werkelijk heel belangrijk te rusten vóór en tijdens je menstruatie. Je lichaam laat jou weten wat haar noden en behoeften zijn, je voelt je in die periode vermoeider dan anders. Dus luister naar de signalen. Negeer ze niet!

Onze cultuur heeft geen echte vaste rustdagen meer zoals onze voorouders hadden met hun zondag of de Joden met hun Shabbat. We krijgen ook geen toestemming meer van de buitenwereld om het 'rustiger aan te doen' tijdens onze maandstonden, zoals dat bij de Native Americans en vroegere Kanaänistische vrouwen wel het geval was in hun maanverblijven en rode tenten.

Als we dan wél onze rust nemen dan steken allerlei ongemakkelijke gedachten de kop op (of onze omgeving geeft commentaar). We voelen ons dan:

○ Lui

○ Alsof we iets anders aan het doen zouden moeten zijn

○ Alsof we onze tijd aan het verspillen zijn

○ Schuldig

○ Verveeld

Jouw maantijd is de tijd waarin jij je het meest moe en traag voelt. Je lijf heeft rust nodig en je geest heeft stilte nodig. Je eigen ruimte creëren waarin je je terug kunt trekken zorgt ervoor dat je jezelf de toestemming geeft om de natuurlijk cyclus van je lichaam te erkennen en te eren. Op dat moment is je intuïtie het sterkst. Intuïtie is een gevoel van weten dat we niet kunnen verklaren. Sommigen noemen het buikgevoel of instinct. Meestal heeft het niks met logica te maken. Het is een belangrijk onderdeel van je eigen wijsheid en het wordt sterker gedurende je maandstonden. Vele vrouwen verwijzen naar de rust die ze dan nodig hebben als naar een 'zich terugtrekken in een grot' – donker, stil, op jezelf.

Praktisch gezien betekent dit dat je een moment van de dag uitkiest om je terug te trekken in een kamer waar je de deur kunt dichttrekken of dat je tijd doorbrengt samen met gelijkgestemde vrouwen en meisjes.

Hier volgen een paar manieren om je eigen privé stekje te maken tijdens je maantijd. . .

○ **Doe de deur dicht, sluit de gordijnen,** zet je computer en telefoon uit.

○ Zorg dat je plekje een **'schoot'-gevoel** oproept, **veilig en omhelzend.**

○ Zorg voor **zacht, gedempt licht.** Dat helpt

om een overgang te maken naar een ontspannen, vredige geest waardoor je een uitgerust gevoel krijgt ook al slaap je niet.

O Probeer eens een **etherische olie** uit die kalmerend werkt.

O Vul een **warmwaterkruik** en leg hem op je buik als je krampen hebt. Je kan ook een kersenpitkussentje gebruiken.

O **Neem een groot glas water of een kop kruidenthee.**

O **Adem diep door tot in je buik.**

O Als het je kan helpen, doe dan **een geleide meditatie** (vb.www.thehappywomb.com)

Dagboek bijhouden

Het is mogelijk dat je al een dagboek bijhoudt of een schriftje waar je jouw gedachten en gevoelens in neerschrijft. Ik begon op mijn elfde in een dagboek te schrijven en doe het nog steeds. Het is een fantastische manier om je gevoelens te uiten en na te denken over je leven.

Droomdagboek

Onze maantijd is dikwijls een periode van intense dromen die ons zelfs tijdens de dag nog kunnen blijven achtervolgen. Vaak zijn die dromen donker en eng rond onze bloedingstijd. Soms krijgen we een boodschap door of krijgen we meer ideeën. Door een dagboek bij te houden leggen we de wijsheid van onze dromen vast en beginnen we onze persoonlijke droomtaal te begrijpen.

Maanbrieven

Een dierbare vriendin en ik schreven maanbrieven gedurende één jaar. Elke maantijd namen we de tijd om een handgeschreven brief te schrijven. We deelden onze dromen, visies voor de komende maand, overpeinzingen, quotes uit boeken en gedichten. Het was een manier om terug met onze eigen cycli in contact te komen terwijl we onze wijsheid en inzichten deelden en tijd voor onszelf leerden inplannen. Het maakte onze vriendschap oprecht dieper omdat we zoiets persoonlijks deelden.

Zelfzorg toepassing

Nu is een goed moment om van de zelfzorg tips, die ik eerder met je deelde, te genieten: misschien een gezichtsmaskertje of manicure doen of je buik zachtjes inwrijven met een geurig olietje. Neem de tijd om je haar mooi te borstelen of je lichaam met een lekkere lotion in te smeren. Voed en verzorg jouw lichaam.

Meditatie

Meditatie is het beoefenen van de kunst van het stil-zijn, we brengen onze gedachten tot rust en ontspannen onze geest en lichaam compleet. Er bestaan verschillende soorten meditatie die je in groep kunt aanleren, maar meditatie hoeft niet zo formeel beoefend te worden. Simpelweg je geest tot rust brengen door je ademhaling te vertragen, uit het raam naar de maan te staren of luisteren naar het fluiten van de wind of zachte muziek kunnen ons al in een toestand brengen waarbij de geest de controle kan loslaten en ontspannen.

Intuïtie oefenen

Probeer dichter bij je intuïtie te komen op welke manier dan ook. De speciale vrouwen in je leven kunnen je misschien op weg helpen.

Lezen

Hét ideale moment om jezelf onder te dompelen in een boek dat je ziel voedt; misschien iets spiritueel of iets wat jou als vrouw aanspreekt. In het bijzonder tijdens je menstruele fase ben je heel gevoelig, dus blijf weg van horror- of thrillerverhalen, ze kunnen je nu emotioneel te veel belasten.

Creatief droedelen/fantasierijk schilderen/ collage

Een andere manier om je wisselende stemmingen en gevoelens doorheen je cyclus beter te begrijpen is door je creativiteit.

Je hoeft geen grote kunstenaar te zijn om het te proberen! Je tekeningen hoeven niet 'perfect' te zijn, zolang ze maar betekenis hebben voor JOU.

Wat je ook kiest, neem de gelegenheid te baat om jezelf tot aan de rand te vullen met liefde, inspiratie, zachtheid en schoonheid.

HET GESCHENK VAN KRUIDEN

Al jaren zijn vrouwen de genezers van hun gemeenschap. Zelfs nu zit de kans er dik in dat als je jezelf hebt bezeerd of als je je wat ziekjes voelt, de eerste persoon waar je heen gaat, je moeder is. Zij heeft meestal wel een remedie klaar voor jou. Dokters en medicijnen hebben ook hun belangrijke plaats in het genezen van ons lichaam, maar het is niet de enige manier. Er zijn een heleboel wonderlijke, natuurlijke remedies die je lichaam tijdens haar cyclus kunnen ondersteunen.

Kruiden zijn onderdeel van de traditionele, wijze, vrouwelijke aanpak van de gezondheid. Overal ter wereld gebruiken verschillende culturen de helende krachten van planten om het vrouwenlichaam en de vrouwenziel te ondersteunen, van Chinese kruiden (samen met acupunctuur) tot Ayurveda (samen met yoga), van Native American tot traditioneel Europese wijze kruidenvrouwen. Kruiden waren onze eerste medicijnen. En veel van de huidige medicatie is hier nog steeds op gebaseerd!

Kruiden werken meestal veel zachter dan klassieke

medicatie. Ze werken samen met ons lichaam in plaats van simpelweg symptomen te bestrijden. Meestal hebben ze ook minder nevenwerkingen. Echter hebben ze nog steeds een krachtige uitwerking en is het nodig er respectvol mee om te gaan op net dezelfde manier als we met farmaceutische medicijnen zouden doen.

Werk samen met iemand terwijl je voor je lichaam leert zorgen. Praat met je ouders of voogd, ga naar een natuurvoedingswinkel en vraag om advies, ga eens naar een gezondheidstherapeut. Leer van hun kennis en ervaring, *zoek een professioneel iemand op die jou je unieke lichaam kan leren kennen en begrijpen.*

Voornaamste maantijd kruiden

Deze kruiden kun je los of in theezakjes kopen bij drogist, apotheek of natuurvoedingswinkel. Je kan ook zelfgekweekte verse of gedroogde blaadjes gebruiken. Je kan ook tinctuur gebruiken in wat water of tabletten of een kruidensamenstelling maken voor thee. Gebruik ze apart of meng ze naar je eigen smaak!

O Shatavari – Vrouwenginseng (Asparagus racemosus) de Koningin van de vrouwenkruiden. Wordt gebruikt in de Ayurveda (traditionele Indiase geneeskunde) om menstruatie te verlichten en het vrouwelijk hormonaal systeem in het algemeen te ondersteunen.

O Citroenmelisse (Melissa officinalis) – verzacht en ontspant. Lekkere, verfrissende thee.

O Teunisbloem (Oenothera) – verlicht PMS symptomen. Teunisbloemolie kan in capsules genomen worden 10 dagen vóór de menstruatie begint. Helpt in het bijzonder bij pijnlijke borsten.

O Gelderse Roos (Viburnum opulus) – helpt buikkrampen te verzachten.

O Frambozenblad (Rubus idaeus) – versterkt de baarmoeder en helpt bij misselijkheid.

O Moederkruid (Tanacetum parthenium) – bij hoofdpijn en migraine (verse blaadjes kun je tussen je boterham eten of in een salade).

O Brandnetel (Urtica) – natuurlijke bron van ijzer. Vaak hebben meisjes aan het begin van hun maandstonden een laag ijzergehalte (anemie).

O Kamille (Matricaria chamomilla) – verzacht, ontspant en zorgt voor een goede nachtrust.

O Herderstasje (Capsella bursa-pastoris) – helpt hevige bloedingen te verminderen.

O Hartgespan (Leonurus cardiaca) – goed om krampen te verzachten. Wordt door vrouwen al eeuwen gebruikt bij de bevalling.

Bloesemremedies

De bloesemremedies kunnen als druppels genomen worden rechtstreeks op de tong of in een beetje water. Ze worden bereid door specifieke bloesems in alcohol te laten trekken om zo hun 'essences' te extraheren. Ze zorgen voor emotionele balans. Misschien ben je de Bachbloesem Rescue Remedy al eens tegengekomen. Deze samenstelling van 5 bloesems kan helpen bij emotionele shock en paniek.

o Hulst – wanneer je je prikkelbaar voelt!

o Eik – voor kracht.

o Impatiens – bij ongeduld.

Essentiële oliën

Deze oliën worden gemaakt van geplette bloemen en blaadjes van planten en je kan ze gebruiken in een oliebrandertje, op je zakdoek of op je hoofdkussen, bij massage, om te stomen of te verdampen of in het bad. Ze hebben een sterke werking en moeten daarom altijd verdund worden met een basisolie (vb. zoete amandelolie) als je ze op je huid wilt gaan gebruiken.

o Roos – een sensuele, vrouwelijke geur. Goed om boosheid te verzachten.

O Geranium – ruikt zoet. Goed tegen depressie en stress.

O Jeneverbes – heel goed om opgeblazen gevoel en vochtophoping tegen te gaan.

O Kamille – kalmeert en help inslapen.

O Lavendel – kalmerend, helpt tegen migraine en hoofdpijn. Ontspannend en helpt inslapen. Een paar druppeltjes op je hoofdkussen is voldoende.

O Neroli – verzacht huilbuien en neerslachtigheid.

O Mandarijn/Sinaasappel – opwekkend!

O Salie – krachtige geur. Verheldert de geest.

Vraag naar zuivere, biologische en natuurlijke etherische oliën. Ze zijn herkenbaar doordat de Latijnse benaming van de gebruikte plant erop vermeld staat. Vermijd het gebruik van synthetische oliën en geuren!

HET GESCHENK VAN VOEDING

Hoe denk jij over voeding? Hou je van eten of maak je je zorgen over je gewicht ? Voed jij jezelf met gezonde dingen of doe je je tegoed aan junkfood die jou eerst een goed gevoel geeft maar je daarna misselijk doet voelen? Eet jij regelmatig voedzame maaltijden of stel je eten uit tot je echt moét eten of leef je misschien van de ene snack naar de andere...?

Soms eten we om onze gevoelens te onderdrukken of in plaats van het uiten van onze emoties. Wanneer we ons niet goed voelen is het mogelijk dat we heel veel junkfood eten in de hoop dat we ons daardoor weer beter zullen voelen. Of we proppen ons vol met suiker om een snelle energieboost te krijgen terwijl we weten dat rust nemen beter voor ons is.

Voor ons als vrouw is het nodig dat we een gezonde relatie met voedsel krijgen en ons bewust zijn van de juiste brandstof die ons lichaam nodig heeft. Voeding zorgt er immers voor dat ons lichaam iedere dag heropgebouwd wordt en gezond blijft.

Eén van de meest eenvoudige dingen die je kan

doen om voor jezelf te zorgen is gezond eten, vooral in de dagen voorafgaand aan je menstruatie.

O Drink zeker voldoende water, vers sap en kruidenthee. Vermijd frisdranken en cafeïne.

O Water of vers appelsap met vers citroensap, geraspte knoflook en gember is een krachtig tonicum voor je lichaam.

O Veel vrouwen zweren bij groene smoothies om hun energie een boost te geven, vooral tijdens hun maantijd. Voeg een grote handvol groene bladgroenten toe aan je basis smoothie van banaan en sap (spinazie, boerenkool, sla of misschien wat spirulina), mixen en drinken.

O Overweeg om vitamine B supplementen te nemen, vooral B6 en B12, ijzer, zink en magnesium in aanloop naar je menstruatie en als je vegetariër of veganist bent.

O Zink helpt bij krampen. Je vindt het ook in donkergroene groenten, wilde planten, zeewier en noten.

O Eet voldoende groene bladgroenten, rood vlees en gedroogd fruit om je ijzer op peil te houden en te voorkomen dat je bloedarmoede krijgt.

O Voedsel rijk aan proteïnen zoals vlees, zuivel, zaden, vis en chocolade zijn fantastisch voor je humeur.

O Vermijd suiker, cafeïne en bewerkte

voedingsmiddelen om de symptomen van PMS te verlichten.

O Veel vrouwen ondervinden een drang naar koolhydraten (aardappelen, brood, cake en suiker) en vlees als hun maantijd in aantocht is.

O Sommigen beweren dat rood vlees eten in deze periode voor hevigere bloedingen kan zorgen, experimenteer zelf zodat je ziet wat voor jou klopt.

Bij alles wat je eet – huldig jezelf.

Bij elk moment van rust die je neemt – huldig jezelf.

In de manier waarop je je tijd doorbrengt – huldig jezelf.

Met de mensen waarmee je tijd doorbrengt – huldig jezelf.

In de manier waarop je je lichaam en ziel voedt met liefde en aandachtig bewustzijn, leer je werkelijk iedereen en alles die je leven raakt te huldigen.

ANTWOORDEN OP JE VRAGEN

We hebben ze allemaal, grote vragen en kleine vragen. Vragen die een gat in ons hart branden, en bijna onmogelijk te vragen zijn, en praktische vragen waarvan we vinden dat het dom is dat we dat niet weten. Vragen zorgen ervoor dat we leren.

Kom wat dichter, lieverd. Stel me jouw vragen. Wees niet verlegen. Fluister ze in mijn oor en ik zal mijn best doen ze te beantwoorden. Vraag het aan de vrouwen die je graag ziet en vertrouwt... ze kijken er naar uit om jouw antwoorden te helpen vinden.

Ik heb menstruatiepijn, wat kan ik doen?

Het eerste wat je kunt doen is rusten. Zit of lig neer. Als je in de mogelijkheid bent, neem dan een warmwaterkruik of kersenpitkussen en leg het op je buik. Een gewone pijnstiller kan ook helpen.

Als je regelmatig last hebt van buikkrampen, kijk

dan even in de kruidenafdeling samen met één van je ouders, een kruidensupplement kan al helpen om de pijn te verzachten.

Ik voel me triestig en ellendig, is dit normaal?

Gedurende elke cyclus van elke vrouw zijn er periodes waarin zij zich down voelt. Alles voelt verkeerd. Je voelt je ellendig schijnbaar zonder reden. Het is mogelijk dat je je onzeker voelt en jezelf op de kop zit en vindt dat alles wat je doet stom is. Van het ene op het andere moment kun je zomaar in tranen uitbarsten en reageer je overgevoelig. Dit is compleet normaal in de premenstruale fase van je cyclus. Laat je tranen de vrije loop, bij een vriendin of alleen, het is een grote opluchting en helpt je om te kalmeren en de dingen terug in perspectief te zien. Na een huilbui voelen we ons meestal terug beter.

Wees mild voor jezelf. Ontspan met een film of goed boek, spreek af met een goeie vriendin, schrijf in je dagboek of maak een tekening. Hou in gedachten dat ook dit van voorbijgaande aard is hoewel het op dit moment lijkt of het eeuwig zal blijven duren. Indien deze gevoelens langer dan een week aanhouden, raad ik aan hierover iemand aan te spreken, het is mogelijk dat er meer stressfactoren mee gemoeid zijn, zelfs depressie.

Het allerbelangrijkste is dat je de mensen van wie je houdt hierbij betrekt. Je staat niet alleen.

Waarom ben ik zo boos?

Uitbarstingen van kwaadheid en ongeduld kunnen opflakkeren in je premenstruele periode. Alles en iedereen irriteert je. Je kan boos zijn op jezelf omdat je onhandig bent, vergeetachtig of omdat je zo weinig energie hebt. Roepen kan helpen, maar probeer het niet tegen andere mensen te doen, boze woorden kunnen heel kwetsend zijn en achteraf voel je je meestal schuldig over je uitval. Hetzelfde is het geval met fysiek geweld: het kan heel veel spanning bevrijden, maar doe geen mensen pijn. Sla op een kussen of een boksbal, speel een hard partijtje tennis of squash, ga aan gevechtssport doen. . . het is OK om je boos te voelen. Vrouwen voelen zich vaak beschaamd over hun woede maar het is een heel natuurlijke emotie.

Wat gebruik ik om het bloed op te vangen?

Tijdens hun bloedingen gebruiken vrouwen iets om het bloed op te vangen zodat hun kleren, de vloer of hun stoelen niet vies worden. In vroegere tijden gebruikten vrouwen mos of oude vodden om het bloed te absorberen. In de rode tent hurkten ze over hooi en stro, dat dan gebruikt werd om de velden vruchtbaar te maken. Menstruatiebloed is geweldig om planten te laten groeien.

Tegenwoordig bestaat er wegwerp maandverband die je zo in het grootwarenhuis kunt kopen. Er is een heel assortiment van producten voor tijdens je menstruatie. Hierna volgen er enkele met hun voor- en nadelen zodat je goed geïnformeerd bent en je keuze kunt maken. Elk meisje en elke vrouw moet voor zichzelf uitmaken wat het beste voor haar werkt in deze periode van haar leven. Het is eveneens belangrijk dat je rekening houdt met de impact van je keuze op de Aarde.

Maandverband

Er zijn heel veel verschillende merken maandverband te vinden bij grootwarenhuis of drogisterij. Tegenwoordig zijn ze heel dun en je hebt ze in veel verschillende formaten, die voor tijdens de nacht zijn heel lang om lekken te voorkomen. Sommige hebben vleugeltjes zodat ze rond de rand van je slip vouwen om zo beter op hun plaats te blijven zitten en ook hier weer lekken te voorkomen, deze vleugeltjes zijn wel zichtbaar langs de buitenkant van je onderbroek dus hou daar rekening mee als je je omkleed bij anderen.

Wegwerp maandverband

Ze zijn gemaakt van dun absorberend materiaal, de achterkant heeft een klevende plasticlaag die je als een grote pleister in je onderbroek plakt. Het lijkt een kleine luier! Spoel ze NIET door het toilet maar wikkel ze in wat papier of in een zakje en gooi ze in de vuilnisbak. Sommige verbandjes zijn geparfumeerd.

Voordelen:

O overal verkrijgbaar en redelijk goedkoop.

O Gemakkelijk in je slip te kleven zoals een pleister.

O Comfortabel.

Nadelen:

O Het is wegwerp en dat wil zeggen dat het de afvalberg op deze planeet alleen maar vergroot, er drijven er al miljoenen van in onze oceanen en bedreigen dieren in het wild.

O Geparfumeerde verbanden kunnen irritatie veroorzaken.

O Het plastic laagje kan wrijving en schuren op de huid veroorzaken bij gevoelige mensen.

Uitwasbare stoffen verbanden

Gewoonlijk zijn ze gemaakt van zacht katoen of flanel met verschillende laagjes absorberend materiaal ertussenin. Ze hebben meestal vleugeltjes die met een drukknoop sluiten onderaan.

Voordelen:

O Ze zijn herbruikbaar en zo veel milieuvriendelijker.

O Zacht en comfortabel.

O Veel vrouwen merken dat hun bloeding minder hevig is als ze deze verbandjes dragen.

O Je kan ze zelf maken.

Nadelen:

O Je moet ze wassen en drogen.

O Niet echt handig als je op vakantie bent of een uitstapje maakt, je moet de gebruikte bijhouden en met je meedragen.

O Kan in het begin duur zijn om aan te schaffen, maar eens je ze hebt gaan ze jaren mee.

Tampons

Tampons zijn een soort samengeperste katoen met een touwtje aan het uiteinde, je plaatst het in je vagina om zo het bloed op te slorpen.

Voordelen:

O Goedkoop en makkelijk te verkrijgen.

O Handig om te dragen onder strakke kledij, om te sporten, zwemmen en turnen.

O Je vulva blijft schoon, het maakt je maandstonden onzichtbaar en geurloos.

Nadelen:

O Gebruik ze niet de eerste zes maanden als je voor het eerst je maandstonden hebt of wanneer je heel lichte bloedingen hebt.

O Het vraagt wat oefening om ze in te brengen en het kan onprettig aanvoelen als ze niet goed zitten of als je nog maagd bent.

O Moet regelmatig vervangen worden.

O Milieubelastend – miljoenen gebruikte tampons vervuilen onze waterwegen.

O Kan Toxisch Shock Syndroom veroorzaken, een zeldzame maar levensbedreigende aandoening die fataal kan zijn.

Mooncups

Wordt gebruikt zoals een tampon maar is gemaakt van silicone. Een mooncup is een klein bekertje dat het bloed opvangt in de vagina. Je maakt het bekertje leeg in het toilet en brengt het daarna terug in.

Voordelen:

O Je kan ze makkelijk en snel uitwassen in de wastafel.

O Proper en makkelijk in gebruik.

Nadelen:

O Het vergt wat aanpassing en oefening om de mooncup in te brengen. In de eerste jaren van je menstruatie kan het inbrengen wat onhandig zijn.

O Kosten rond de 20 euro, maar de aanschaf is eenmalig!

O Minder gemakkelijk om in openbare toiletten te gebruiken omdat de wastafel meestal publiek is en niet in het toilet zelf.

Sponsen

Sponsen worden ook in je vagina ingebracht als natuurlijk alternatief voor tampons.

Voordelen:

O Natuurlijk en veiliger dan tampons.

O Goedkoper dan mooncups.

O Makkelijker in te brengen dan de mooncup.

Nadelen:

O   Kan wat kliederig en onhandig zijn om in een openbaar toilet te gebruiken.

O   Moet om de paar maanden vervangen worden.

Wat je ook kiest te gebruiken, volgende dingen kunnen ook helpen:

O   Gebruik donker ondergoed.

O   Gebruik donkere of rode handdoeken.

O   Draag donkere kledij zodat je je geen zorgen hoeft te maken over vlekken.

Hoe ga ik om met mijn bloeding?

Eerst en vooral blijf je je afvegen tot er bijna geen bloed meer op het toiletpapier zit. Verwijder het wikkeltje dat rond het verband zit (als het in een wikkel zit) zodat je de plakkant kunt zien. Plak het verband in je onderbroek en zorg ervoor dat het in het midden van het kruis zit. Als je verband vleugels heeft, verwijder dan het papiertje en vouw de vleugels naar onderen zodat ze op de buitenkant van je onderbroek kleven.

Het zal waarschijnlijk nodig zijn je verband te wisselen telkens je naar het toilet gaat zeker als je maandstonden hevig zijn. Spoel je verband niet door het toilet. Wikkel het gebruikte verband in de wikkel van de nieuwe en gooi het in de prullenbak naast het toilet of neem het mee in je zak of tas tot je een geschikte vuilnisbak tegenkomt.

Zorg ervoor dat je altijd een reserve maandverband in je tas hebt zitten. Heb je er toevallig geen bij dan kun je altijd een andere vrouw of een vriendin aanspreken. In publieke toiletten hangt er ook dikwijls een automaat met maandverband en tampons. Als je écht niks in de buurt hebt, vouw dan een groot stuk toiletpapier op en leg het in je onderbroek en vind zo snel mogelijk een verbandje!

Wat doe ik 's nachts?

Een groter nachtmaandverband zal misschien geschikter zijn om te gebruiken als je gaat slapen. Hier zijn een aantal redenen voor. Eerst en vooral zal je het verband niet zo vaak kunnen wisselen en ten tweede is het ook langer waardoor het niet gaat lekken. Als je zware bloedingen hebt is het misschien aangeraden om op een donkere handdoek te slapen.

Als er toch bloedvlekken op je kleren of op je lakens zitten is het best dat je ze zo snel mogelijk laat weken in een sopje. Er zijn verschillende vlekverwijderaars te koop, maar een goed zeepsopje en wat geschrob in de wasbak vóór je het in de wasmachine stopt werkt meestal ook meteen. Een traditionele reinigingsoplossing is de bloedvlekken in melk te weken.

Het voelt goed om je dagelijks te wassen. Het helpt de vulva schoon te houden, voorkomt geurtjes en zorgt dat je je fris en comfortabel voelt. Je kan dit doen rechtopstaand bij de wastafel, in een bidet of in de douche.

Een donkerkleurige badhanddoek om je af te drogen zorgt ervoor dat je je geen zorgen hoeft te maken over zichtbare bloedvlekken.

Hetzelfde geldt voor je ondergoed: donkere onderbroekjes zijn zoveel makkelijker tijdens je maantijd.

Welke kleur zou mijn menstruatiebloed moeten hebben?

Het bloeden begint met een dieprode kleur en veranderd van een bruinachtige naar een roze-achtige kleur tegen het einde van de menstruatie toe. Er kunnen kleine klontertjes of vlokjes inzitten. Dit is allemaal normaal.

Kunnen anderen zien dat ik mijn maandstonden heb?

Het is niet erg waarschijnlijk dat anderen opmerken dat je je maandstonden hebt. Hoewel je zelf kan merken dat je ietsje anders ruikt, is het voor anderen niet merkbaar. Het opvallendste verschil zullen je stemmingswisselingen zijn in de dagen vóór je menstruatie.

Wat als ik lek?

Hierover maken de meeste meisjes zich de grootste zorgen. Het eerste wat je kunt doen is, eens je je maandstonden hebt, een maandagboek bijhouden zodat je wéét wanneer je ze moet verwachten. Als er dan toch een lekje is, geen paniek, bind je trui rond je middel en wissel van kleren zodra je kan.

Hoe breng ik een tampon in?

Wat tampons (mooncups en sponsen) betreft: oefening baart kunst. Het is beter een paar maanden te wachten tot je menstruatie regelmatiger en heviger is om ermee te starten. Vraag dan aan een vertrouwde vrouw om leiding. Het is van belang om tot ontspanning te komen om een tampon te kunnen inbrengen.

Ik denk dat ik te overvloedig bloed...

Je bloedingen kunnen de eerste 2 à 3 dagen extreem hevig lijken, en als je pas je eerste menstruatie krijgt dan kan de hoeveelheid bloed die er lijkt te zijn je echt verrassen. De eerste paar keren kunnen ze ook heviger zijn. Eerder in het boek staan een aantal kruiden- en voedingsadviezen die kunnen ingezet worden om de bloedstroom op een natuurlijke manier te verlichten.

Wat is witte vloed/afscheiding? Hoe verandert het doorheen de maand?

Vaginale afscheiding is een belangrijk onderdeel van je vrouwelijke gezondheid. Iedere vrouw heeft het. Het helpt je vagina vochtig en schoon te houden. De afscheiding varieert doorheen je cyclus. Het begint licht wolkig, om daarna helder en elastisch te worden tijdens de eisprong en verandert naar dikker en geel of wittig van kleur tijdens de premenstruele fase.

Als het heel erg wit is en jeukerig dan kan het zijn dat je een infectie hebt, candida genaamd. Raadpleeg je huisarts. Hij of zij kan je een eenvoudige medicatie voorschrijven om je er vanaf te helpen.

Mijn buik is opgezwollen en gevoelig. Ik voel mij dik!

In de premenstruele fase kunnen we ons allemaal wel eens dik, blubberig en over het algemeen niet echt aantrekkelijk voelen. Soms is het enkel het gevoel dat we hebben, maar soms kan het zijn dat we echt vocht vasthouden waardoor onze kleren strakker en minder comfortabel zitten. Je baarmoeder groeit bijna dubbel zo groot wanneer je je bloedingen hebt, dan is het ook natuurlijk dat je voelt dat je buik ook voller en ronder is dan anders. Kijk bij het hoofdstuk over de kruiden om te weten te komen welke kruiden kunnen helpen bij vochtretentie.

Kan ik zwemmen/douchen/in bad?

Je kunt absoluut gaan zwemmen, een douche nemen of in bad gaan als je je menstruatie hebt. De bloeding heeft de neiging te stoppen als je je in het water bevindt, hoewel er altijd een klein beetje nog kan lekken. Zorg ervoor dat je je vulva en schaamhaar reinigt voor je gaat zwemmen want wat hier nog op zit kan sowieso afgeven in het water. Veel vrouwen kiezen ervoor tampons of een mooncup te gebruiken om hun bloeding op te vangen zodat ze ongeremd kunnen zwemmen.

Als je van plan bent de hele dag in je badpak op het strand te zitten dan zul je een tampon of mooncup nodig hebben. Ik verkies persoonlijk niet te zwemmen of in bad te gaan tijdens mijn maandstonden. Ik voel mij er niet goed bij en verkies dan ook een douche. Maar ik kan wel enorm genieten van een bad eens mijn menstruatie voorbij is.

Wat is PMS?

PMS (premenstrueel syndroom) komt voor in de eerste week voor je menstruatie en loopt meestal nog verder in de eerste paar dagen van je maandstonden.

Volgende symptomen kunnen samen of apart voorkomen:

○ Opgezwollen buik en waterretentie/vocht vasthouden

○ Huilerigheid

○ Snibbig, boos, ongeduldig en opvliegend zijn

○ Buikkrampen

○ Lage rugpijn

○ Duizeligheid, misselijkheid, flauwvallen

○ Migraine of hoofdpijn

○ Vergeetachtigheid, brain fog/hersenmist, besluiteloosheid

○ Pukkels, vette huid en haar

○ Gevoelige, knobbelige, grotere borsten

Er wordt gezegd dat onze moderne wereld, met zijn drukte en stress, de perfecte weg naar PMS is.

Bij sommige vrouwen beginnen deze symptomen al meer dan een week vóór hun menstruatie en gaan ze door tot tijdens hun bloedingen. Dit is zeker niet lichtzinnig op te vatten, wanneer 2 weken per maand gevuld zijn met fysieke pijn en emotioneel lijden. Heb jij al wel eens stemmingswisselingen opgemerkt bij oudere vrouwen? Vraag hen hoe zij met PMS omgaan en welke dingen voor hen werken.

HET GESCHENK VAN ONZE ZUSTERS

Heb jij goede vriendinnen die voelen alsof het zussen zijn? Het kan zijn dat je al enkele speciale zussen gevonden hebt die naast je zullen lopen in je leven, die de reis die jij maakt samen met jou eren en vieren.

Eén ding is zeker, je zult er nog veel meer ontmoeten tijdens je tocht doorheen je puberteit en volwassenheid. Neem de tijd om sterke relaties op te bouwen met je vriendinnen, plezier te maken en naar elkaar te luisteren. Wees er voor elkaar in goede en slechte tijden. Meisjes en vrouwen kunnen soms heel gemeen tegen elkaar zijn. We kunnen ons soms door elkaar bedreigd voelen, bitchy en kwetsend zijn, vooral in onze tienerjaren, wanneer we ons onzeker voelen. Maar er is een andere manier om samen te zijn, een manier die ons allemaal krachtiger maakt: zusterschap. Bij zusterschap is er geen plaats voor jaloezie, omdat we weten dat er geen competitie is: wij zijn allemaal speciaal, we zijn uniek, er is plaats voor ieder van ons, en al onze stemmen en al onze verhalen hebben waarde en verdienen het gehoord te worden. Het maakt helemaal niet uit hoe je eruitziet, hoe oud of hoe jong je bent of wat je kan: jij bent waardevol. We hebben elk onze geschenken om te delen, lessen te leren en onze ervaring die anderen kan helpen.

Om de cirkel van dit boek te sluiten, wensen je oudere zusters, vrouwen met vele jaren levenservaring die dingen met jou te delen die zij ook graag hadden gehoord toen zij de stap van meisje naar vrouw doormaakten:

"Ik wou dat ik had geweten dat het uiteindelijk allemaal best OK is."

"Ik wou dat ik had geweten hoe mooi ik eigenlijk wel was, ook al voelde ik me toen dik, niet hip en puisterig. Als ik de foto's van toen nu bekijk zie ik een mooie, slanke meid."

"Ik wou dat ik had geweten dat het niet nodig was om mij de hele tijd sterk te houden. Dat het OK is om verdrietig te zijn, stil te zijn, niet alle antwoorden te hebben en andere mensen toe te staan om voor mij te zorgen."

"Ik wou dat ik had geweten dat er een hele wereld gelijkgestemde zielen daarbuiten was die ik had kunnen ontmoeten om te ontsnappen uit mijn kleine, vervelende, enggeestige school. Dat het enkel een kwestie van tijd was eer we elkaar zouden vinden."

"Ik wou dat ik had geweten dat ik helemaal niet alleen was. Dat, hoewel meisjes bitchy en gemeen kunnen zijn, ze ook een fantastische steun kunnen zijn en dat dingen bespreken met hen het grootste geschenk op aarde is."

"Ik wou dat ik had geweten dat te veel suiker de dingen nog erger maakt: mijn stemmingswisselingen, mijn gewicht, mijn energieniveau."

"Ik wou dat ik had geweten dat er helemaal niks is om je over te schamen, we zijn onderaan allemaal gelijk. . . en ook een beetje anders."

"Ik heb heel lang gewacht op de anderen om mij te accepteren. Ik wou dat ik eerder had geweten dat ik vooral mezelf moest leren accepteren en dat de goedkeuring van anderen dan helemaal niet meer zo belangrijk is."

"Moedig zijn is niet zozeer een kwestie van bungeejumping of hard rijden, maar van jouw waarheid spreken en je leven leven zoals jij wilt."

"Niet luisteren naar diegenen die mij naar beneden wilden halen. Het was hun eigen angst, hun eigen kwaadheid, hun probleem, niet het mijne."

"Leren vertrouwen op mijn intuïtie."

"Tijd nemen om te rusten."

"Ik heb geleerd dat tranen geen teken van zwakheid zijn maar van sterke emotie. Ze zijn heilig water."

"Waar ik ook ga, wat ik ook doe, ik zal er altijd zijn – dus kan ik beter mijn eigen beste vriendin beginnen zijn!"

AFSCHEIDSWOORDEN

Nu we op het einde zijn gekomen van onze tijd samen, hoop ik dat er vele van je vragen beantwoord zullen zijn en dat je je wat meer op je gemak voelt over de veranderingen die je lichaam doormaakt tijdens je maantijd. Het kan ook zijn dat je nog meer vragen hebt. Neem de tijd je vragen te delen met een oudere vrouw die je in vertrouwen kan nemen.

Bedankt voor je gezelschap op deze reis.

Ik wil dat je weet dat:

O je trots mag zijn dat je een meisje en een vrouw bent.

O je weet dat je mooi, fantastisch en ongelofelijk bent precies zoals je bent.

O leren om je lichaam te vertrouwen je enorme kracht en wijsheid kan schenken.

O je trouw moet blijven aan jezelf.

O je er een erezaak van mag maken om jezelf te verzorgen.

O er van je gehouden wordt. Totaal. Alleen maar omdat jij jezelf bent. Schijn jouw licht, doe wat je graag doet, leer de wijsheid van je lichaam te volgen.

Dit is het pad naar vrouw-worden.
Dit zijn onze geheimen.

Moge je gezegend zijn, stralende, mooie meid!

Lucy Pearce, Cork, Ierland, Mei 2015.

BRONNEN

Terwijl je opgroeit wil je misschien meer boeken vinden die je op je reis naar vrouwelijkheid kunnen ondersteunen en je meer begrip kunnen bijbrengen over de magie van je lichaam. De meeste boeken in de lijst hieronder zijn interessant voor meisjes van 15 en ouder.

Bronnen online

www.rodetent.nl voor informatie over rode tent bijeenkomsten in België en Nederland.

www.femfulness.com voor mooncups en prachtige info over vrouw-zijn.

www.lanaluna.nl voor wasbaar maandverband of ga zelf aan de slag: tik in op een zoekmachine in afbeeldingen 'wasbaar maandverband zelf maken'

www.thehappywomb.com voor maanwijzers, boeken en artikels over vrouwelijkheid.

www.moontimes.co.uk voor maanarmbandjes, kalenders, dagboeken en maanwijzers

www.tamponrun.com

Wees je ervan bewust dat een aantal online 'informatieve' sites eigenlijk reclame sites zijn van fabrikanten van maandverband of supplementen. Hun informatie is om die reden dan ook dubbel want ze proberen jou op die manier iets te verkopen.

Boeken voor meisjes

Een vrolijke drukte – Martine Delfos

Hoera, ik ben ongesteld! – Yvonne Versteeg, M.Kuiperi

Ben jij het al? – Ruth Thompson

Help, ik word puber! Alles wat je als meisje moet weten – S.Movsessian

Hoe overleef ik – Hoe overleef ik de puberteit? – Francine Oomen

Menarche: A Journey into Womanhood – Rachael Hertogs

A Blessing not a Curse: A mother daughter guide to the transition from child to woman – Jane Bennett

A Diva's Guide to Getting Your First Period – DeAnna L'am met prachtig creatieve en schitterende illustraties van Jessica Jarman-Hayes

Moon Mother, Moon daughter – Janet Lucy & Terri Allison

Puberty Girl – Shushann Movsessian

The Thundering Years: Rituals and Sacred Wisdom for Teens – Julie Tallard Johnson

The Seven Sacred Rites of Menarche
– Kristi Meisenbach Boylan

First Moon – Maureen Theresa Smith

Becoming Peers – DeAnna L'am

*Becoming a Woman: A Guide for Girls Approaching
Menstruation* – Jane Hardwicke Collings

*A Time To Celebrate: A Celebration of a Girl's First
Menstrual Period* – Joan Morais

Boeken voor vrouwen

De Rode Tent – Anita Diamant

Natuurlijk beter – Susan Curtis, Fraser & Irene

De zoete leugen, of De mythe van de schoonheid
– Naomi Wolf

Vrouwenlichaam vrouwenwijsheid
– Dr. Christiane Northrup

De moeder-dochterrelatie als bron van kracht
– Dr. Christiane Northrup

De Ontembare Vrouw – Clarissa Pinkola Estes

De Vagina Monologen – Eve Ensler

Ayurveda en de vrouw
– Anil Kumar Mehta, José Van Burink

Dochters van de Maan – A.M. Peters, Anja Peters

Vrouw & Lijf – J. Kroes, Joke Oldersma

Moon Time: harness the ever-changing energy of your menstrual cycle – Lucy H. Pearce

Red Moon: Understanding and using the creative sexual and spiritual gifts of the menstrual cycle – Miranda Gray

Thirteen Moons – Rachael Hertogs

Herbal Healing for Women – Rosemary Gladstar

The Pill: Are you sure it's for you? – Jane Bennett en Alexandra Pope

Read my Lips: A Complete Guide to the Vagina and Vulva – Debbie Herbenick & Vanessa Schick

Circle of Stones – Judith Duerk

73 Lessons Every Goddess Must Know – Goddess Leonie Dawson

She Walks in Beauty – A Woman's Journey Through Poems – geselecteerd door Caroline Kennedy

Herstory – gratis e-book over vrouwengeschiedenis beschikbaar op www.moonsong.com.au

OVER DE AUTEUR

Lucy Pearce is een gepassioneerde lerares en schrijfster over de kunst van het vrouw-zijn: de kunst en kunde van het vrouw-zijn die je moeder je nooit leerde. Ze is moeder van twee dochters en een zoon en woont in een klein roze huisje in haar geboortedorp het graafschap Cork, Ierland.

Samen met haar echtgenoot, runt ze een eigen uitgeverij, Womancraft Publishing, waar ze levensveranderende, paradigmaverschuivende boeken van en voor vrouwen creëert. Ze zijn kampioen in nieuwe technologie, waarmee ze sterke samenwerkingen, creatieve partnerschappen en mensvriendelijke werkplaatsen bouwen en hun winst op een eerlijke manier delen. Ze bieden redactionele en begeleidende diensten aan met hun bedrijf Lucent Word.

Als voormalig mederedacteur bij het magazine *Juno*, schreef Lucy vijf jaar lang haar populaire collum Dreaming Aloud voor dit tijdschrift.

Ze blogt op Dreaming Aloud.net, waar ze mijmert over creativiteit, het moederschap, mindfulness en levensfilosofie.

Haar website, The Happy Womb.com, is een opslagplaats van zelfbekrachtigende bronnen voor vrouwen.

Lucy is de auteur van 5 boeken:

O *Burning Woman* is een adembenemende en controversiële vrouwelijke reis doorheen de geschiedenis - zowel persoonlijk als cultureel - een zoektocht om haar eigen kracht te vinden en te bevrijden.

O *Moon Time: harness the everchanging energy of your menstrual cycle,* een boek die als 'levensveranderend' bestempeld wordt door vrouwen wereldwijd. Het is het best verkopende boek in zijn genre.

O De meisjes versie ervan *Reaching for the Moon* (en waarvan dit boek: *Reiken naar de Maan* de vertaling is) is een bezielde gids over de menstruatiecyclus en geschikt voor meisjes van 9–14 jaar, het boek wordt bejubeld door ouders en hun dochters de wereld rond.

O *The Rainbow Way: Cultivating Creativity in the Midst of Motherhood,* was een nummer 1 Bestseller op Amazon in de USA en het Verenigd Koninkrijk in meerdere categorieën. Het presenteert de stemmen van meer dan 50 creatieve moeders waaronder: Jennifer Louden, Julie Daley, Pam England en Leonie Dawson en zorgde ervoor dat heel wat creatieve carrières een vliegende start namen en letterlijk levens veranderden.

O *Moods of Motherhood: the inner journey of mothering,* geeft gehoor aan de dikwijls vage, onuitgesproken waterval van emoties die het moederschap oproept. Dit boek werd ontvangen met een diepe dankbaarheid omwille van zijn eerlijk onderzoek naar de moederlijke ervaring.

Haar werk oogste al heel wat bijval, zowel van haar persoonlijke heldinnen als van vrouwen wereldwijd. Haar gastartikels werden gepubliceerd op Rhythm of the Home, Tiny Buddha, Wild Sister, The Big Lunch en TreeSisters.

Lucy staat ook meer en meer bekend om haar pittige visuele kunst, in het bijzonder haar verloren archetypes uit de vrouwelijke series. Haar vakkundig werk werd al gebruikt in tijdschriften, voor boekomslagen en familieportretten.

WOMANCRAFT PUBLISHING

Levensveranderende, paradigmaverschuivende boeken van vrouwen, voor vrouwen.

Bezoek ons op www.womancraftpublishing.com waar je je kan inschrijven op onze nieuwsbrief en als eerste gratis proeflezingen krijgt van onze aankomende titels.

Volg ons op Facebook: @Womancraft Publishing
Volg ons op Twitter: @WomanCraftBooks
Volg ons op Instagram: @WomanCraft_Publishing

We horen graag je mening over dit boek op Amazon, Goodreads, bol.com, eci.be